AF568818

Stavemann

Unerschrocken weiterleben

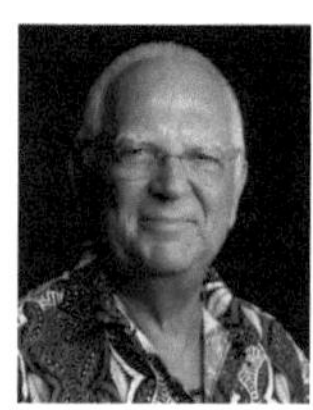

Harlich H. Stavemann, Dr. rer. soc., Dipl. Psych., Dipl. Kfm., Ausbildung in VT, GT, KVT, RET; Psychotherapeut seit 1979, Approbation für Kinder, Jugendliche und Erwachsene in Einzel- und Gruppenbehandlung. Kognitiver Therapeut, Kognitiver Verhaltenstherapeut, Associate Fellow of the Institute for Rational Therapy, seit 1984 Fortbildungsleiter, Lehrtherapeut und Supervisor für VT/KVT, Dozent und Selbsterfahrungsleiter an diversen für die Approbation in VT staatlich anerkannten Instituten, diverse Publikationen zur Integrativen KVT. Mitbegründer und Leiter des Instituts für Integrative Verhaltenstherapie (IVT) in Hamburg (seit 1986).

Harlich H. Stavemann

Unerschrocken weiterleben

Todesangst und existenzielle Probleme erkennen und bewältigen

Mit Online-Material

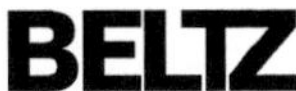

Dr. Harlich H. Stavemann, Dipl.-Psych., Dipl.-Kfm.
Institut für Integrative Verhaltenstherapie e.V.
Osterkamp 58
22043 Hamburg
stavemann@i-v-t.de

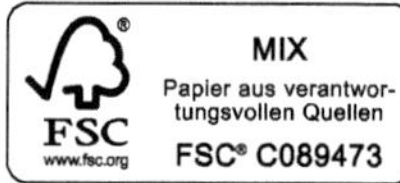

Dieses Buch ist erhältlich als:
ISBN 978-3-621-28903-0 Print
ISBN 978-3-621-28904-7 E-Book (EPUB)

1. Auflage 2022

Lektorat: Andrea Glomb, Sophia Kremer
Umschlagbild: erhui1979
Herstellung: Victoria Larson
Satz: WMTP Wendt-Media Text-Processing GmbH, Birkenau
Druck und Bindung: Beltz Grafische Betriebe, Bad Langensalza
Printed in Germany

Weitere Informationen zu unseren Autor_innen und Titeln finden Sie unter: www.beltz.de

Inhaltsübersicht

Vorwort 11

Einleitung 13

1 Was ist Todesangst? 17

2 Was sind existenzielle Probleme? 38

3 Eigene Gefahrenkonzepte als Ursache für die Todesangst und das existenzielle Problem erkennen 55

4 Das Ziel: angemessene Gefühls- und Verhaltensreaktionen bei Unsicherheit und Gefahr 88

5 Eigene existenzielle Probleme bewältigen 100

6 Das neue Gefahrenkonzept leben lernen 139

Anhang 165

Hinweise zum Online-Material 166

Arbeitsblätter (AB 1–11) 167

Literatur 184

Bildnachweis 187

Inhalt

Vorwort 11

Einleitung 13

1 Was ist Todesangst? 17

1.1 Gründe für Todesangst 17
1.2 Schützt Todesangst vor Gefahren? 19
1.3 Typische Beispiele für Ursachen von Todesangst 22
1.4 Kann man Todesangst loswerden? 28
1.4.1 Kurzfristig erfolgreiche Lösungen 28
1.4.2 Nebenwirkungen und Kosten kurzfristig erfolgreicher Lösungen 31
1.4.3 Langfristig erfolgreiche Lösungen 34
1.4.4 Nebenwirkungen und Kosten langfristig erfolgreicher Lösungen 37

2 Was sind existenzielle Probleme? 38

2.1 Was sind Gefahrenkonzepte? 38
2.2 Wann sind Gefahrenkonzepte schädlich? 39
2.3 Kennzeichen für schädliche Gefahrenkonzepte 40
2.4 Wie entstehen schädliche Gefahrenkonzepte? 42
2.5 Typische Konsequenzen von existenziellen Problemen: psychische und körperliche Erkrankungen 46
2.6 Kann man existenzielle Probleme loswerden? 53

3 Eigene Gefahrenkonzepte als Ursache für die Todesangst und das existenzielle Problem erkennen 55

3.1 Bewusste und unbewusste Gefahrenkonzepte 55
3.2 Denken und Gefühle 58
3.2.1 Wie entstehen Gefühle? 59

3.2.2 Die Ausgangssituation (A) 59
3.2.3 Das Bewertungssystem (B) 60
3.2.4 Die Gefühls- und Verhaltenskonsequenzen (C) 63
3.3 Detektivarbeit: eigene Gefahrenkonzepte entdecken 69
3.3.1 Die Bewertung-Gefühls-Logik 70
3.3.2 Die interne B-Logik 71
3.3.3 Das Rekonstruieren eines Gefahrenkonzepts »von unten« 74
3.3.4 Beispiele für das Rekonstruieren eigener Gefahrenkonzepte 75

4 Das Ziel: angemessene Gefühls- und Verhaltensreaktionen bei Unsicherheit und Gefahr 88
4.1 Angemessene Veränderungsziele formulieren 88
4.2 Veränderungsziele prüfen 91

5 Eigene existenzielle Probleme bewältigen 100
5.1 Werkzeuge zum Prüfen von Gefahrenkonzepten 100
5.2 Der Abschied von Sicherheit und Kontrolle 108
5.2.1 Was ist das: Sicherheit? 108
5.2.2 Was ist das: Kontrolle? 111
5.2.3 Was ist das: gesichertes Wissen? 114
5.3 Die Alternative: Unsicherheit und Ausgeliefertsein akzeptieren 116
5.4 Ein neues Gefahrenkonzept erstellen 118
5.4.1 Vorgehen beim Prüfen alter und Erstellen neuer Gefahrenkonzepte 119
5.4.2 Beispiele für das Prüfen alter und Erstellen neuer Gefahrenkonzepte 120
5.5 Selbst ist die Frau bzw. der Mann: die Selbstanalyse von Emotionen 129
5.5.1 Bausteine für die Selbstanalyse von Emotionen 129
5.5.2 Die Übung macht's! 133

6 Das neue Gefahrenkonzept leben lernen 139
6.1 Wie neue Konzepte erlernt werden 139
6.1.1 Drei Schritte des Lernens 140
6.1.2 Das Lernziel festlegen 141
6.2 Übungen bestimmen und Übungsleitern erstellen 144
6.2.1 Sinnvolle Übungen bestimmen 144
6.2.2 Beispiele für sinnvolle Übungen 148
6.2.3 Übungsleitern erstellen 150
6.2.4 Beispiele für Übungsleitern 152
6.3 Das innere Drehbuch und Üben in der Vorstellung 153
6.4 Neue Selbstkonzepte im Alltag trainieren 158

Anhang 165

Hinweise zum Online-Material 166

Arbeitsblätter (AB 1–11) 167

Literatur 184

Bildnachweis 187

Vorwort

In diesem Buch wird aufgezeigt, wodurch übertriebene oder unnötige Angst vor dem Sterben entsteht und was davon Betroffene dagegen ausrichten können.

Solche existenziellen Ängste können sich auf völlig unterschiedliche Weise zeigen. Am häufigsten sind sie an folgenden Befürchtungen zu erkennen:

- an Krankheiten, Infarkten oder Infektionen zu sterben
- im Fahrstuhl, in engen oder vollen Räumen zu ersticken oder anders umzukommen
- durch andere Menschen (Einbrecher, Triebtäter etc.), Tiere (Schlangen, Hunde, Spinnen etc.) oder übernatürliche Wesen (Gespenster, Werwölfe, Zombies etc.) zu Tode zu kommen
- ungewollt etwas »Verrücktes« zu tun (vom Balkon oder der Brücke zu springen etc.) und dabei umzukommen
- die Ungewissheit, was nach dem Sterben geschehen könnte (ewige Verdammnis etc.)

Den meisten Betroffenen ist dabei gar nicht bewusst, wodurch ihre existenziellen Ängste hervorgerufen und gesteuert werden. Daher werfen wir zunächst einen Blick auf diese Ursachen und lernen eine sehr erfolgreiche Art kennen, wie man den Gründen für die eigene Angst vor dem Tod auf die Spur kommt.

Anschließend erlernen Sie »Werkzeuge«, mit denen sich die Ursachen für Ihre existenziellen Ängste auf Angemessenheit prüfen lassen. Weiterhin wird gezeigt, wie man mit Alltagsgefahren, Unsicherheit und Unkontrollierbarem gelassener und weniger selbstschädigend umgeht.

Diverse Beispiele und Übungsaufgaben dienen dazu, das Vermittelte leichter auf die eigene Problematik übertragen zu können. Das Vorgehen wird von A bis Z an drei typischen Beispielen demonstriert:

(1) ein Klient, der befürchtet, an einem Herzinfarkt zu versterben
(2) eine Klientin, die befürchtet, sich mit Keimen oder Viren tödlich zu infizieren
(3) ein Klient, der sich vor dem »Danach« fürchtet

Um die typischen Gefahrenkonzepte dieser Personen in den einzelnen Übungsphasen besser zu erinnern, werden diese drei plakativ als »Herr Herzog«, »Frau Reinlich« und »Herr Seliger« benannt. Sie zeigen stellvertretend auch für die anderen Ursachen von existenziellen Ängsten, wie diese dauerhaft zu bewältigen sind.

Vaisala (Savaii), im Herbst 2021 *Harlich H. Stavemann*

Einleitung

Ich möchte jetzt nicht sterben. Sie auch nicht?

Nun, damit liegen wir voll im Trend: Wie die meisten anderen Lebewesen streben auch Menschen von Geburt an danach, zu überleben. Dieser »Wille« ist ein genetisches Programm, das uns veranlasst, lebensbedrohenden Situationen möglichst aus dem Weg zu gehen. Falls uns das einmal nicht gelingt oder wenn wir aus bestimmten Gründen solche Situationen bewusst aufsuchen, reagieren wir mit Angst oder gar Panik. Soweit der Normalfall.

Existenzielle Probleme. Nun gibt es auch manche, die diesen Wunsch nach dem Überleben in absolutes Fordern verwandeln: »Ich will (oder darf) jetzt nicht sterben!« Und das versuchen sie dann mit ebenso beständigem wie hoffnungslosem Bemühen um Sicherheit und Kontrolle zu erreichen. Weshalb dieses Unterfangen ein hoffnungsloses ist und bleibt, betrachten wir in Abschnitt 2.4.

Menschen mit ständiger Angst vor dem Sterben haben ein »existenzielles Problem«. Sie wittern an allen Ecken unterschiedliche lebensbedrohliche Gefahren und versetzen sich damit in Todesangst.

Existenzielle Probleme beziehen sich in diesem Buch ausschließlich auf die Angst vor dem Sterben oder dem »Danach«, nicht auf drohende ökonomische oder soziale Verluste. Man erkennt sie an völlig unterschiedlichen Symptomen, z. B.

- der festen Überzeugung, an einer tödlichen Erkrankung zu leiden (obwohl es keine derartigen Befunde gibt),
- der Sorge, sich mit fatalen Viren und Krankheiten zu infizieren (und viel Aufwand zu betreiben, dies durch Waschen oder Putzen zu vermeiden),
- der Befürchtung, Tunnel, Brücken oder Gebäude könnten ein- und Fahrstühle abstürzen und man würde ersticken (ohne dass es hierfür realistische Hinweise gibt),

- der Vorstellung, Tiere oder Menschen könnten über einen herfallen und tödlich verletzen (auch wenn dies realistisch betrachtet höchst unwahrscheinlich ist) oder
- der ständigen Sorge, man könne verunglücken und aufgrund widriger Umstände (wegen Menschenmassen, Entfernung oder Einsamkeit) nicht rechtzeitig Hilfe erhalten.

Manche fürchten hauptsächlich die Konsequenzen des Todes, wie z. B.

- verzichten zu müssen (nicht weiterhin das Leben genießen zu dürfen),
- falsch gelebt zu haben (»Hätte ich gewusst, dass ich schon sterben muss, hätte ich ganz anders gelebt!«) oder
- für das bisherige Leben bestraft zu werden (z. B. durch göttliche Strafe in die Hölle zu kommen).

Diese Aufzählung ließe sich noch erheblich ausbauen (dies beleuchten wir in den Abschnitten 1.3 und 2.5 genauer). An dieser Stelle lässt sich sagen: Wer sich auch nur in einem der hier angeführten Punkte wiedererkennt, leidet mit großer Wahrscheinlichkeit unter einem existenziellen Problem und unter unangemessener Todesangst.

Worum geht es in diesem Buch?

Wir beschäftigen uns mit den Ursachen und Auswirkungen von Todesangst und den damit verbundenen ungünstigen Sicherheits- und Gefahrenkonzepten. Wir betrachten die langfristig negativen Konsequenzen, die solche Konzepte für die Betreffenden haben, wie z. B. erhebliches emotionales Leid, Einschränkungen im Lebensalltag – sowohl im Privat- als auch im Berufsleben. Ersteres zeigt sich meist in Form von Ängsten bis hin zu Panikattacken, aber auch als Niedergeschlagenheit bis zu ausgeprägten Depressionen. Letzteres zeigt sich darin, dass das Denken und Handeln der davon Betroffenen sich ausschließlich um mögliche Gefahrenabwehr drehen, um erhoffte Sicherheit und Kontrolle. Andere Lebensinhalte wie Familie, Partner- oder Freundschaften oder berufliche Ziele kommen zu kurz oder werden im Extremfall kaum noch berücksichtigt. Andere Konsequenzen von Todesangst können auch körperlicher Natur sein: Erschöpfungszustände bis hin zum Burn-out oder psychosomatische Probleme.

Im Anschluss betrachten wir,

- weshalb schädliche Gefahrenkonzepte die Ursache für existenzielle Probleme sind,
- wann Gefahrenkonzepte schädlich sind und woran wir dies erkennen,
- wie sich schädliche Gefahrenkonzepte dauerhaft verändern lassen und
- wie man die oben beschriebenen Auswirkungen im privaten und beruflichen Bereich loswird und künftig erfolgreich vermeidet.

Die Lösung, die wir dazu erarbeiten, werden Sie auch auf sich selbst übertragen können, denn sie wird zum Verstehen des eigenen Problems beitragen und erste Schritte einleiten, um es zu bewältigen. Die Lektüre dient auch dazu, einen therapeutischen Prozess zu unterstützen.

Übungen und Arbeitsmaterial. In den Kapiteln finden Sie Übungsaufgaben und im letzten Abschnitt Arbeitsblätter, mit deren Hilfe Sie die vermittelten Inhalte reflektieren, auf die eigene Person umsetzen und dieses Ergebnis dann im Alltag trainieren können.

Für Interessierte wird zudem weiterführende, vertiefende Literatur angegeben.

Für wen ist dieses Buch gedacht?

Dieses Buch richtet sich an Betroffene, ohne dabei fachliche Vorkenntnisse oder »Psychologenkauderwelsch« vorauszusetzen. Es hat den Anspruch, für die eigene Psychohygiene nützlich und als Begleitlektüre bei psychotherapeutischen Behandlungen – insbesondere der Kognitiven Verhaltenstherapie – hilfreich zu sein.

Aber obwohl es Erkenntnisse vermittelt und Wege zu deren Umsetzen im Alltag beschreibt, ist es nicht als Ersatz für eine Psychotherapie gedacht, denn eigene »blinde Flecken« sind meist nur durch neutrale Außenstehende zu erkennen – und was man nicht selbst erkennt, lässt sich nicht eigenständig verändern.

Aber genau bei diesem Selbsterkennen kann und soll dieses Buch hilfreich sein. Damit sind dann auch die Grundlagen für ein Verändern gelegt. Das dafür nötige Vorgehen wird Schritt für Schritt beschrieben.

Hinweis

Wer bereits das Grundlagenbuch »Im Gefühlsdschungel«, das Buch »...und ständig tickt die Selbstwertbombe« zum Bearbeiten von Selbstwertproblemen oder »Frustkiller und Schweinehundbesieger« zum Aufbau von Frustrationstoleranz durchgearbeitet hat, wird beim Beschreiben der therapietypischen Vorgehensweise auf bekannte Inhalte stoßen. Das ist insofern unvermeidbar, als sich die therapeutische Methodik nicht dadurch ändert, dass wir in diesem Buch den Fokus auf einen speziellen Problembereich richten. Um auch denjenigen, die obige Titel noch nicht kennen, ein schlüssiges Veränderungskonzept darlegen zu können, ohne ständig auf diese Literatur verweisen zu müssen, werden die therapeutischen Prinzipien und Vorgehensweisen auch hier grundlegend eingeführt.

1 Was ist Todesangst?

■ **Definition**

Todesangst beschreibt die akute Furcht vor dem Sterben. Diese bezieht sich dabei sowohl auf den Sterbeprozess selbst (Angst vor dem Leiden), auf den damit verbundenen Verzicht (nicht mehr am Leben teilhaben zu dürfen) sowie auch auf ein mögliches Jenseits (Strafe für ein falsch gelebtes Dasein). Die Höhe des Angsterlebens ist häufig immens – bis hin zu Panik – und schränkt die Lebensqualität der Betroffenen massiv ein.

1.1 Gründe für Todesangst

Das Gefühl der Angst bezieht sich stets auf eine vermeintliche oder tatsächliche Gefahr. Aber nicht jedes Angsterleben resultiert aus existenziellen Befürchtungen. So können z. B. auch Befürchtungen, die sich auf einen vermeintlich drohenden Selbstwertverlust oder auf mögliche Einschränkungen oder Strafen beziehen, zu Angst und Panik führen.

Um die unterschiedlichen Ursachen für Todesangst besser zu verstehen, betrachten wir zunächst die häufigsten Argumente der davon Betroffenen. Was finden diejenigen, die dauerhaft unter Todesangst leiden, am tatsächlich oder vermeintlich kurz bevorstehenden Ableben so schrecklich?

(1) Der Verzicht: »Ich will noch bleiben!«

Den meisten fällt es schwer, auf etwas zu verzichten, was sie gerade genießen. So ist das am häufigsten genannte Argument dafür, jetzt noch nicht sterben zu wollen, dass man den Verzicht auf das Bestehende so besonders furchtbar findet. Dabei können die Inhalte dessen, was als Verzicht empfunden wird, sehr unterschiedlich sein, z. B.: »Ich will/darf jetzt noch nicht sterben, weil ich

- … noch erleben will, wie meine Kinder/Enkel groß werden!«
- … noch gar nicht richtig gelebt habe. Ich will erst noch … erleben/erreichen!«
- … bisher nur geackert und noch nicht den Erfolg meiner Arbeit genossen habe!«
- … noch länger mit … zusammen sein will!«
- … das Leben gerade so toll finde!«

Selbst diejenigen, die ihr Leben zurzeit gar nicht sonderlich genießen, sondern sich eher unzufrieden durch ihr Dasein treiben lassen, befürchten plötzlich: »Ich will/darf jetzt noch nicht sterben, weil ich

- … ganz anders gelebt hätte, wenn ich gewusst hätte, dass es so früh vorbei ist!«
- … das Leben noch gar nicht genossen habe!«
- … noch gar nichts erreicht habe!«

(2) Die Unsicherheit: »Gibt es etwas danach?«

Manche haben mit dem Sterben überhaupt kein Problem – solange sie sicher sind, dass es ein Danach gibt, das viel schöner und erstrebenswerter als das jetzige Dasein ist. Das Problem dabei: Man kann so etwas zwar glauben, aber dadurch wird es nicht wirklich *sicher.*

Genau diese Unsicherheit ist es, die bei vielen zu immenser Angst vor dem Tod führt. Menschen, die zwar an ein Leben nach dem Diesseits glauben oder doch zumindest darauf hoffen, müssen trotzdem mit der absoluten Unsicherheit bezüglich folgender Fragen leben:

- Geht es danach irgendwie weiter?
- Wie geht es weiter?
- Hängt das »Wie« von meinem bisherigen Leben ab?
- Wer entscheidet darüber, *wie* es weitergeht?
- Nach welchen Kriterien wird das entschieden?
- Kann ich beeinflussen, *wie* es weiter geht?

Es ist leicht nachzuvollziehen, dass die Todesangst derjenigen, die an ein Danach glauben, immer dann besonders ausgeprägt ist, wenn sie an eine richtende, bestrafende höhere Instanz glauben, die für ein falsch oder sündig gelebtes Dasein die ewige Verdammnis vorsieht.

(3) Das Nichts: »Es soll etwas übrig bleiben!« oder »Ich will nicht vergessen werden!«

Auch wer nicht an ein Jenseits glaubt, kann sich vor dem Danach fürchten – obwohl er weder »Himmel« noch »Hölle« erwartet. Diese Personen finden die Vorstellung furchtbar, plötzlich nicht mehr da zu sein, dass ihre Existenz vollständig ausgelöscht ist, nichts von ihnen übrig bleibt und sie irgendwann völlig vergessen sind.

(4) Der Sterbeprozess: »Es könnte schmerzhaft sein!«

Bei anderen, die sich nicht vor einem Danach fürchten müssen, weil sie nicht daran glauben oder es nicht für bedrohlich halten, kann sich die Todesangst auf den Sterbeprozess selbst beziehen. Sie fürchten sich vor den möglicherweise vorangehenden Schmerzen und dem Leiden.

Mit all diesen Argumenten setzen wir uns im Kapitel 5 auseinander. Dort prüfen wir sie vor allem auf Angemessenheit.

1.2 Schützt Todesangst vor Gefahren?

Viele glauben an einen schützenden Charakter des Angstgefühls. Sie meinen dann z. B., dass Angst sie vor Gefahren und Schaden bewahren könne, dass sie zu ihrer Sicherheit beitrage und dass sie damit lebenserhaltend sei. Diese Erwartungen prüfen wir besser zunächst, bevor wir auch so etwas glauben.

Angst schützt nicht!

Wer glaubt, Angst schütze vor Gefahr, vertauscht Ursache und Wirkung. Wie wir später im Abschnitt 3.2.1 genauer beleuchten, ist es genau andersherum. Angst schützt nicht – weder vor Taschendieben, noch vor Körben beim Flirten, noch vor dem Tod.

Wäre es so, müssten die, die besonders viel Angst empfinden, ja besonders sicher sein und ungewöhnlich lange leben.

Es lässt sich leicht beobachten, dass dem nicht so ist. Zudem kennen die meisten bereits die lästigen Nebenwirkungen von starker Angst: Sie kann zum völligen Erstarren, dem Angst-Stupor, oder – bei Ängsten, die auf vieles Verschiedenes bezogen sein kann – zu unkontrolliertem Verhalten führen. Beides ist völlig ungeeignet, um einer Gefahr sinnvoll zu begegnen.

Angst ist das Resultat aus Gefahrenzuschreibungen

Halten wir zunächst fest: Todesangst kann NICHT vor dem Tod schützen. Sie ist lediglich das Ergebnis aus einer realen oder vermeintlich existenziellen Bedrohung. Selbst wenn eine Gefahrenzuschreibung übertrieben oder sogar total unsinnig wäre, ändert das nichts an der Intensität der dadurch hervorgerufenen Todesangst. So kann sich jemand beispielsweise in Todesangst versetzen, weil er glaubt, der erhöhte Herzschlag sei ein Zeichen für einen drohenden Infarkt – selbst, wenn er tatsächlich nur eine gesunde Anpassungsleistung des Organismus, z. B. beim Treppensteigen, ist. Im Abschnitt 3.2.1 beleuchten wir diesen Zusammenhang genauer.

Sinnvolle und unsinnige Angst?

Todesangst kann man daher auch empfinden, wenn tatsächlich gar keine Gefahr besteht, man aber dennoch fest davon überzeugt ist. Manche veranlasst dies dazu, zwischen sinnvoller und unsinniger Angst zu unterscheiden. Betrachten wir, weshalb auch dies unangemessen ist:

Wir stellten bereits fest, dass Angst das Resultat einer Gefahrenzuschreibung, eines inneren Alarmschreis ist. Aber woran soll die Angst erkennen, ob wir tatsächlich in Gefahr sind, ob der Alarmschrei sinnvoll ist?

Betrachten wir hierzu eine Analogie: Angenommen, auf dem Dach eines Hochhauses ist eine Sirene zum Feueralarm installiert und in jeder Etage befindet sich ein Alarmknopf. Was hat es zu bedeuten, wenn plötzlich die Sirene heult? Richtig. Es sagt nichts darüber aus, ob es brennt, sondern lediglich, dass jemand auf den

Alarmknopf gedrückt hat. Keine Ahnung, ob dies zu Recht geschah. Selbst wenn sich jemand einen Streich erlaubt hätte, würde die Sirene dann nicht »unsinnigerweise« heulen. Sie tut dann genau, was sie soll: Sie heult, wenn jemand auf den Knopf drückt. Sie kann nicht entscheiden, ob dies sinnvoll geschah oder nicht.

Ebenso verhält es sich mit Angstreaktionen. Sie entstehen auch, wenn jemand unsinnigerweise Alarm schreit und unrealistische Gefahren sieht.

Fazit

Angst schützt nicht. Man kann auch nicht sinnvolle von unsinniger Angst unterscheiden, wohl aber zwischen angemessenen und unangemessenen Gefahrenzuschreibungen oder Alarmschreien.

Schützen Gefahrenzuschreibungen?

»Nun, wenn Angst schon nicht schützt, dann doch vielleicht das Erkennen von Gefahr?«

Diese Frage lässt sich mit einem entschiedenen »Jein!« beantworten. Einerseits ist es für unser Überleben oft hilfreich, wenn wir bestehende Lebensgefahren erkennen. Aber das Erkennen der Gefahr, die Gefahrenzuschreibung in einer Situation allein reicht nicht aus, um sie erfolgreich zu meistern. Dazu benötigt man zusätzlich hilfreiche Lösungsstrategien für die jeweilige Gefahrensituation. Besitzt man diese nicht, hilft auch kein Erkennen der bestehenden Gefahr. Fällt jemand z. B. beim Fensterputzen aus dem 8. Stock, schützt das Erkennen der akuten Lebensgefahr nicht vor den Konsequenzen des Aufpralls.

Fazit

Vor lebensbedrohlichen Situationen schützen weder Angst noch das Erkennen der Gefahr, sondern allenfalls eine geeignete Strategie, mit dieser Situation erfolgreich umzugehen.

Wo kauft man Strategien zur Gefahrenabwehr?
Na, das wär' was. Ebenso könnte ich versuchen, mir Sprachkenntnisse zu kaufen. Leider gibt es hierfür keine bequeme Lösung. Besonders für diejenigen mit einem existenziellen Problem wird es nun haarig, denn solche Lösungsstrategien erwirbt man durch das erfolgreiche Konfrontieren mit gefährlichen Situationen. Also dadurch, eigene (oder durch andere vermittelte) Lösungswege selbst auszuprobieren und zu üben.

Ja, Sie haben Recht: Selbstverständlich ist das unsicher und gefährlich. Es könnte in die Hose gehen. Aber das ist das unvermeidbare Risiko, wenn jemand lernen will, erfolgreich mit Gefahrensituationen umzugehen. Eltern und Erziehende können von dieser Problematik ein Lied singen: Einerseits möchte man seine Sprösslinge von jeder Gefahr fernhalten, anderseits bringt man sie genau dadurch in Gefahr, da sie dann ja nicht lernen, damit erfolgreich umzugehen. Dieses Dilemma besteht auch noch für Erwachsene, insbesondere für solche mit einem existenziellen Problem.

1.3 Typische Beispiele für Ursachen von Todesangst

Wir betrachteten bereits in der Einführung einige Situationen, in denen Menschen mit einem existenziellen Problem mit Todesangst reagieren. Wenn wir dies nun genauer unter die Lupe nehmen, schälen sich einige Schwerpunkte heraus, die wiederum eine Vielzahl an Varianten beinhalten.

Krankheitsbefürchtungen
Am häufigsten wird von Todesangst in Zusammenhang mit Krankheitsbefürchtungen berichtet, etwa wenn jemand befürchtet, dass ein tödlicher Infarkt drohe (Herzinfarkt, Schlaganfall) oder dass das Herz nicht in Ordnung sei (z. B. plötzlicher Herzstillstand, Herzklappenfehler oder Mangelversorgung).

Beispiel

Herrn Herzog, 53 Jahre, Leiter einer IT-Abteilung, verheiratet, 2 Kinder, wurde nahegelegt, sich eine neue Stelle zu suchen, da ihm sonst aufgrund der Vorkommnisse in der letzten Zeit gekündigt würde.

Seit Herr Herzog vor einem Monat im Fernsehen das Gesundheitsmagazin zum Thema Herzerkrankungen sah, sorgt er sich wieder verstärkt um sein Herz. Wie schon häufiger zuvor befürchtet er auch diesmal wieder, an einer unerkannten Herzerkrankung zu leiden und daran zu sterben. Vorsorglich achtet er sehr genau auf innere Signale: auf Atmung, Herzschlag, Schwindelgefühl und kalten Schweiß. Sobald er eines davon wahrnimmt, gerät er durch die dann einsetzende Angstspirale (genauer s. Abschn. 3.5) in Todesangst und Panik. Entweder sucht er dann selbst einen Arzt auf oder er ruft den Notarzt. In den letzten Wochen hatte er wegen der Arztbesuche diverse Fehlzeiten. Auch bei der Arbeit wirkt er abgelenkt und nervös. In den letzten zwei Wochen hat er dreimal den Notarzt in den Betrieb gerufen.

Andere befürchten, dass sich bei ihnen eine schleichende, unentdeckte, potenziell tödliche Erkrankung ausbreitet (z. B. Hirntumor, Leukämie, Hirnhautentzündung, Haut-, Lungen-, Magen-, Brust-, Hoden-, Leber-, Bauchspeicheldrüsen-, Gebärmutterhals-, Zungen-, Blut-, Darmkrebs).

Beispiel

Frau K., 39 Jahre, inzwischen langzeitarbeitslose MTA, hat womöglich Krebs. Bisher ergaben zwar sämtliche Untersuchungen keinen Befund, aber Frau K. zweifelt daran. Womöglich hat man bei ihr nicht so genau hingeschaut. Sie ist ja auch nur gesetzlich versichert …

Mehrfach täglich steht sie entkleidet vor dem Spiegel und prüft auf Anzeichen von Hautkrebs, Knötchen an der Brust und den Lymphdrüsen. Wird sie nicht fündig, ist sie kurzzeitig beruhigt – bis sie an andere mögliche Tumorerkrankungen im Magen, Darm, Gebärmutter, Blase, Leber etc. denkt, besonders wenn die letzte Kontrolluntersuchung schon einige Wochen zurückliegt.

Frau K. ist bei allen Internisten und anderen Fachärzten ihrer Umgebung gut bekannt. Inzwischen bekommt sie dort kaum noch kurzfristige Untersuchungstermine. Oft muss sie die deswegen Termine in Nachbarstädten vereinbaren, um überhaupt noch *sofort* untersucht zu werden. Bis es so weit ist, erleidet sie Zustände von Todesangst.

Wieder andere befürchten, von aggressiven lebensbedrohenden Keimen, Bakterien und Viren befallen zu werden (z. B. HIV, Covid-19, BSE, Tuberkulose) oder sich bei anderen damit anzustecken. Oder sie befürchten, dass sie durch Mücken, Spinnen, Zecken oder andere Tiere infiziert werden (z. B. mit Dengue, Malaria, Ebola, Chikungunya, Meningitis, Tollwut) und daran zugrunde gehen. Einen besonders belastenden Fall schildert folgendes Beispiel.

Beispiel

Frau Reinlich, 34 Jahre, Hausfrau, verheiratet, 2 Kinder, ist heute wieder am täglichen Großreinemachen. Penibel werden alle Möbel und Haushaltsgegenstände abgewischt, Schränke ausgeräumt, sterilisiert und wieder eingeräumt, nachdem sie den Inhalt entweder auf dem Balkon ausgeschüttelt oder feucht abgewischt hat. Am sorgfältigsten widmet sie sich dann dem Fußboden, der Küche und dem Bad. Nach sechs Stunden ist sie fertig – gerade rechtzeitig, bevor die Kinder aus der Schule kommen. Die müssen die Schuhe ausziehen und die Oberbekleidung wechseln. Die Schuhe werden sofort desinfiziert, die getragene Oberbekleidung wird auf den Balkon gehängt oder kommt sofort in die Wäsche. Dann duschen die Kinder. Dasselbe Ritual findet nach der Rückkehr ihres Mannes statt. Frau Reinlich schützt sich und ihre Lieben vor Keimen. An Besuch kann sich bei den Reinlichs niemand mehr erinnern …

Manche Betroffene befürchten, plötzlich verrückt zu werden und etwas Fatales zu tun (z. B. sich wie ein Vogel fühlen zu wollen und vom Balkon oder einer Brücke zu springen).

Beispiel

Herr F., 28 Jahre, Angestellter, Single, lebt in einer Dreizimmerwohnung mit Balkon im 8. Stock. Eines Tages genoss er die Aussicht vom Balkon, trat auch an die Brüstung heran und sah nach unten. Er stellte sich vor, wie es wohl sei, aus dem 8. Stock zu fallen. Später stellt er sich auch mehrfach vor, wie es wohl sei, von dort aus wie ein Vogel langsam hinunter zu schweben. Über diese inneren »Filme« ist er dann doch beunruhigt: Was soll das denn? Fängt er nun etwa an zu spinnen?

Seitdem meidet Herr F. seinen Balkon – vorsichtshalber. Man weiß ja nie …

Er sorgt sich darum, ungewollt etwas Unüberlegtes, Verrücktes zu tun.

Kontrollverlust

Fast ebenso häufig wird von Todesangst berichtet, wenn die Betroffenen einen »Kontrollverlust« befürchten. Dieser kann sich auf unterschiedliche Situationen beziehen, so z. B., wenn sie

- als passiv Mitreisende unterwegs sind (z. B. per Flugzeug, Schiff, Bahn, Auto) und andere die Kontrolle über das Verkehrsmittel haben,
- sich in ärztliche Behandlung begeben müssen (der absolute Kontrollverlust droht bei einer Narkose),

- klettern/auf Leitern steigen (es könnte ihnen schwindlig werden),
- im Meer schwimmen (man könnte einen Krampf bekommen oder in eine Strömung/einen Sog geraten),
- einschlafen (man könnte nicht wieder aufwachen).

Gefahr durch andere

Viele der Betroffenen versetzen sich auch in Todesangst, wenn sie an die Gefährdung durch andere denken – sowohl durch andere Menschen als auch durch Tiere, z. B. wenn sie daran denken,

- auf Hunde, Schlangen, Spinnen, Bienen, Wespen zu treffen (man könnte gebissen werden, an einer unerkannten Blutvergiftung sterben oder an einem allergischen Schock),
- überfallen und dabei umgebracht zu werden,
- durch eine in Panik geratene Menschenmasse überrannt zu werden (und dabei umzukommen),
- durch betrunkene oder unter Drogen stehende Verkehrsteilnehmer*innen tödlich zu verunglücken oder
- durch leichtsinnige Nachbar*innen oder Mitbewohner*innen umzukommen.

Keine Hilfe durch andere

Manche reagieren auch auf völlig gegensätzliche Situationen mit Todesangst, nämlich immer dann, wenn sie glauben, allein und womöglich hilflos zu sein, niemanden um Hilfe bitten zu können oder nicht schnell genug in ein Krankenhaus zu kommen, weil sie niemanden um sich herum haben, der sie versorgen oder retten könnte. Ihre existenziellen Befürchtungen haben sie z. B., wenn sie

- allein zuhause sind,
- allein im Wald spazieren gehen,
- allein eine unbekannte Strecke fahren oder verreisen,
- das nächste Krankenhaus oder der/die nächste Notärzt*in weiter als 10 km entfernt ist,
- in einer fremden Stadt / einem fremden Hotel übernachten,
- »ohne Netz« sind und niemanden anrufen können.

Schicksalsschläge

Andere reagieren in unterschiedlichen Situationen mit Todesangst, weil sie befürchten, aufgrund eines Unfalls zu ersticken, abzustürzen oder sonst wie umzukommen, wenn sie z. B.

- mit dem Fahrstuhl fahren (er könnte abstürzen oder stecken bleiben, ohne dass Hilfe kommt),
- durch einen Tunnel gehen/fahren (er könnte einstürzen),
- über eine Brücke gehen/fahren (sie könnte einbrechen),
- ins Kino/Theater gehen (es könnte z. B. brennen oder eine Panik ausbrechen),
- zu öffentlichen Veranstaltungen gehen (es könnte ein Terroranschlag verübt werden),
- an steilen Abhängen stehen (er könnte plötzlich abrutschen),
- in ein Gewitter geraten (man könnte vom Blitz erschlagen werden).

Momentane Lebensumstände

Auch die momentanen Lebensumstände können bei Menschen mit existenziellen Problemen zu Todesangst führen, unabhängig davon, ob der augenblickliche Zustand als positiv oder negativ empfunden wird. So kann jemand Todesangst empfinden, weil sie oder er

- die jetzige Situation so toll findet, dass er sie unter keinen Umständen verlassen möchte (»Ich will *jetzt nicht* sterben müssen!«),
- etwas getan hat, was gegen die eigenen Glaubensregeln verstößt und nicht sicher ist, ob es vergeben wird/ob bereits genug dafür gebüßt und gesühnt wurde,
- bisher nichts oder »zu wenig« erlebt oder erreicht hat (»Ich darf *noch nicht* sterben!«),
- ein wichtiges Lebens- oder Genussziel noch nicht erreicht hat (z. B. Kinder großziehen, die Welt umsegeln, ein Buch schreiben, eine Pilgerreise unternehmen).

Wie wir sehen, hält das Leben die unterschiedlichsten Möglichkeiten bereit, an denen man sterben und sich deshalb in Todesangst versetzen kann. Eine davon wird irgendwann, früher oder später, auch jeden von uns treffen.

1.4 Kann man Todesangst loswerden?

Ja, man kann etwas dagegen tun. Allerdings auf sehr unterschiedliche Weise und mehr oder weniger selbstschädigend. Betrachten wir zunächst die Lösungsversuche, die die Betroffenen selbst häufig verwenden und die – zumindest kurzfristig – erfolgreich sein können.

1.4.1 Kurzfristig erfolgreiche Lösungen

Da Todesangst ein extrem unangenehmes, belastendes Gefühl ist, wundert man sich nicht, dass davon Betroffene seit jeher versuchen, dagegen Strategien zu entwickeln. Schauen wir auf die häufigsten, die zumindest kurzfristig zu einer Entlastung führen.

Kontrollverhalten
Menschen, die häufig mit Todesangst reagieren, neigen zum Sicherheitsdenken: Sie fordern Sicherheit vor fatalen Ereignissen. Insofern ist es nicht verwunderlich, wenn ein Lösungsversuch darin besteht, sich durch allerlei Kontrollverhalten »Sicherheit« zu verschaffen. Das kann so ausgeprägt werden, dass es irgendwann den gesamten Tagesablauf bestimmt und zur Diagnose »Zwangserkrankung« führt.

Solche typischen Kontrollverhaltensweisen zum Reduzieren von Todesangst sind z. B.

- beständiges Putzen / Desinfizieren von Gegenständen,
- täglich mehrfach den Blutdruck messen / die Brust abtasten / »in sich hineinhorchen«,
- übermäßiges Händewaschen/Duschen (bis zum Schädigen der Haut),
- wiederkehrendes Kontrollieren von Türen/Fenstern/Schaltern/Herdenplatten/Gas- und Wasserarmaturen,
- beständiges Aufräumen, Sortieren, Planen, »Ordnung halten«,
- häufige Arzt- und Vorsorgeuntersuchungen.

Vermeidungsverhalten

Wenn jemand eine Tätigkeit »aus Angst« unterlässt – obwohl sie zum Erreichen der eigenen Ziele unerlässlich wäre – nennt man dies »Vermeidungsverhalten«. Ebenso wie das Kontrollverhalten dient es dazu, Todesangst zu verhindern. Im Gegensatz zum Kontrollverhalten, bei dem die Betroffenen wegen ihres ständigen Kontrollierens hochgradig aktiv sind, führt das Vermeidungsverhalten in der Regel zu einem erheblich eingeschränkten Verhaltensspielraum und kann bis zur vollständigen Handlungsunfähigkeit führen.

Aus psychodiagnostischer Sicht lassen sich hier sämtliche Phobien einordnen (außer den »Sozialen Phobien«, die immer Symptome eines Selbstwertproblems sind). Denn Phobien beschreiben inhaltlich genau dies: Jemand unterlässt eine Handlung oder vermeidet eine Situation, weil sie oder er sonst starke Angst empfinden würde.

Um der Todesangst zu entgehen, unterlassen Menschen mit existenziellen Problemen daher häufig,

- unter Menschen zu gehen,
- das Haus zu verlassen,
- zum Arzt zu gehen/sich untersuchen zu lassen,
- Auto, Fahrstuhl, Schiff, Bahn, Flugzeug etc. zu fahren bzw. zu fliegen,
- unbekannte Strecken zu gehen oder zu fahren,
- unbekannte Lebensmittel/Speisen zu essen,
- über Brücken und durch Tunnels zu gehen / zu fahren,
- dorthin zu gehen, wo bestimmte Menschen, Tiere oder andere Gefahren auftauchen könnten.

All diese Lösungen erfordern einen hohen Preis: eigene Ziele zu vernachlässigen oder ganz aufzugeben.

Abhängigkeitsverhalten

Wer glaubt, nicht selbst hinreichend für die eigene Sicherheit sorgen zu können, versucht häufig, andere dafür zu gewinnen und einzubinden. Das können Partner*innen, Freund*innen oder besonders qualifizierte Personen sein. Diese gelten dann als Garant*innen für die erhoffte Sicherheit und können – häufig schon allein durch ihre Anwesenheit – dazu beitragen, Todesangst zu verhindern. Die häufigsten Formen von Abhängigkeitsverhalten zum Reduzieren von Todesangst bestehen darin,

- nur in Begleitung bestimmter Personen das Haus zu verlassen / einzukaufen / Termine wahrzunehmen,
- nur zu diesem Zweck in einer Beziehung zu leben,
- Behandler*innen zu suchen, die man auch außerhalb der Sprechstunde anrufen darf,
- vor jeder »gefährlichen« Tätigkeit zu beten (»Der Herr wird's richten«).

Diese Form des Problemlösens wirkt allerdings nur vordergründig und kurzfristig, denn trotz der immensen Kosten unterschiedlicher Art, die dadurch erwachsen, sich die vermeintlichen Sicherheits-Garanten gewogen zu halten, ist doch nicht gesichert, ob diese dauerhaft zur Verfügung stehen. Sobald die Betroffenen hier Zweifel haben, sind die alten existenziellen Probleme und die Todesangst wieder akut.

Sicherheitspläne

Manch eine*r mit einem existenziellen Problem versucht, Todesangst mit ausgefeilten Sicherheitsplänen zu verhindern. Hierzu gehören z. B.

- »Sicherheitspläne« für gefürchtete Situationen (so wird z. B. der Fahrt-/Reiseweg so geplant, dass stets ein Krankhaus / ein*e Notärzt*in in der Nähe ist, Brücken oder Tunnel umfahren werden),
- Fahrten/Reisen nur dorthin zu machen, wo jederzeit telefoniert werden kann,
- »Notfallkoffer«, die bestimmte Medikamente oder andere Hilfsmittel enthalten (z. B. Strickleitern bei Hotelübernachtungen für den Fall eines Brandes),
- Hotelübernachtungen maximal bis zur 1. Etage (um im Notfall durch das Fenster entkommen zu können),

- ständiges Kontakthalten zu Bezugspersonen und Notfallpläne für den Fall, dass der Kontrollanruf/Kontakt ausbleibt,
- abergläubische oder religiöse Rituale zum Beruhigen (z. B. Zählen, bestimmte Bewegungen/Handlungen/Gedanken, Gebete, Bekreuzigen).

1.4.2 Nebenwirkungen und Kosten kurzfristig erfolgreicher Lösungen

Alle zuvor beschriebenen Lösungsversuche eint, dass sie recht schnell Ergebnisse erzielen können, d. h. in diesem Fall, dass sie in der Lage sind, Todesangst zu vermeiden oder abzubauen. Allerdings wird schnell deutlich, welche immensen Kosten und Nebenwirkungen sie haben. Betrachten wir nun die wichtigsten, um später die Vor- und Nachteile dieser Lösungen gegeneinander abwägen zu können.

Gesundheitliche Auswirkungen

Die vordergründig wichtigsten, augenfälligsten Nebenwirkungen bestehen in den Konsequenzen auf das psychische, psychosomatische und körperliche Wohlbefinden.

Psychische Erkrankungen. Wird das Kontrollverhalten intensiviert, führt dies schnell zu Zwangserkrankungen. Ausgeprägtes Vermeidungsverhalten führt zu Phobien und anderen Angsterkrankungen. Die Konsequenzen des Zwangs- und Kontrollverhalten (ausbleibende Erfolge, weil andere wichtige Ziele schlechter oder gar nicht mehr verfolgt werden können) sind oftmals Selbstwertprobleme und depressive Erkrankungen. Je mehr man die Situationen generalisiert, die als lebensbedrohlich wahrgenommen werden, umso wahrscheinlicher entstehen Panik- und generalisierte Angststörungen.

Psychosomatische Erkrankungen. Todesangst geht mit gewaltigem emotionalem Stress einher. Auch wenn sie erfolgreich verhindert werden kann, ist das ständige Bemühen darum emotional und energetisch belastend. Auf Dauer kann dieser psychische Stress zu psychosomatischen Erkrankungen führen. Das sind körperliche Erkrankungen, die durch psychische Faktoren ausgelöst oder verstärkt werden, wie z. B. Beschwerden im Magen-Darm-Trakt oder im Herz-Kreislauf-System, Hauterkrankungen, Migräne, Asthma, Verspannungen, Schlaf- oder Essstörungen. Die dabei empfundenen körperlichen Symptome werden oft erneut als Gefahrensignal gedeutet und führen dann zu nachfolgenden somatoformen Störungen, wie z. B. der »Herzneurose«, bei der körperliche Erregungssymptome von den Betroffenen als nahender/drohender Herzinfarkt gedeutet werden.

Körperliche Erkrankungen. Die oben beschriebenen Lösungsstrategien haben häufig auch körperliche Auswirkungen. So führen zwanghafte Rituale häufig zu negativen körperlichen Konsequenzen, wie z. B. beim Waschzwang zu einer schmerzhaften, entzündlichen Hautschädigung. Das Vermeidungsverhalten kann bei körperlicher Inaktivität zu muskulärer Schwäche, Gewichtszunahme, labilem Kreislauf etc. führen. Diese können dann wiederum – in Form eines Teufelskreises – erneut und auch verstärkt Todesangst bewirken, wenn die dabei auftretenden Schwächesymptome als lebensbedrohlich gedeutet werden.

Auswirkungen auf die Lebensziele und Lebensqualität

Auf den ersten Blick weniger offensichtlich, wirken sich Kontroll-, Vermeidungs- und Abhängigkeitsverhalten jedoch langfristig oft verheerend auf Lebensziele, Selbstbild und Lebensqualität aus.

Lebensziele. Besonders nachteilig sind diese langfristigen Effekte auf die Lebensziele der Betroffenen. Sie können aufgrund der Einschränkungen, die durch die genannten Lösungsversuche hervorgerufen werden, bestenfalls nur noch eingeschränkt, häufig aber kaum noch verfolgt werden. Dies führt mittel- bis langfristig zu Unzufriedenheit und Hoffnungslosigkeit.

Selbstwertprobleme. Wenn eigene Lebensziele nicht mehr hinreichend verfolgt werden, bleiben natürlich Erfolgserlebnisse aus. Besitzen die Betroffenen ungünstige Selbstwertkonzepte, führt dies schnell zu geringem Selbstvertrauen, Selbstunsicherheit und erheblichen Selbstwertproblemen.

Lebensqualität. Wenn sich alles nur noch um die Abwehr von als lebensbedrohlich empfundenen Situationen dreht und andere Lebensziele kaum noch verfolgt werden können, beklagen die meisten Betroffenen einen massiven Einbruch ihrer Lebensqualität. Dies kann irgendwann zu der widersinnigen Konsequenz führen, dass vor lauter Angst vorm Sterben die Lebensfreude verloren geht.

Soziale Konsequenzen

Es verwundert wohl niemanden, dass die oben beschriebenen Lösungsstrategien auch erhebliche negative Auswirkungen im sozialen Bereich nach sich ziehen.

Partnerschaft und Familie. Wer selbst Kontrollverhalten zeigt, erwartet dies meist auch von Partner*innen und Familienangehörigen (z. B. Wasch-, Ordnungs- und Putzverhalten). Andernfalls drohen Spannungen oder gar Beziehungsabbrüche, sei es von den Betroffenen selbst, weil andere sich nicht ihren Forderungen unterordnen mögen, oder durch andere, wenn die das Verhalten der Betroffenen abstrus und unerträglich finden. Vermeidungs- und Abhängigkeitsverhalten führen häufig zu einer Mehrbelastung der Partner*innen oder der Familienangehörigen (z. B. weil sie Tätigkeiten der Betroffenen übernehmen oder sie begleiten sollen) oder zu Lebenseinschränkungen bei all den Zielen, die sie ohne die Betroffenen nicht durchführen können (z. B. gemeinsame Urlaube, Unternehmungen, Besuch einladen).

Soziale Kontakte. Was für Partner*innen und Familienangehörige gilt, finden wir verstärkt im außerhäuslichen Rahmen bei Freund*innen, Bekannten und Nachbar*innen, denn diese sind in der Regel weniger bereit, die Eigenheiten, »Spleens«, religiösen Überzeugungshandlungen oder das Außenseiterverhalten der Betroffenen zu akzeptieren. Dadurch vereinsamen diese oft relativ schnell.

Berufliche und ökonomische Konsequenzen

Die Konsequenzen im privaten sozialen Bereich gelten auch für den öffentlichen Bereich: Die Betroffenen haben wegen ihres

Zwangs-, Abhängigkeits- und Vermeidungsverhaltens oder ihrer religiösen Überzeugungen häufig einen Außenseiterstatus inne und klagen dann oft über Mobbingverhalten anderer.

Nach der x-ten Notarztanforderung reagieren irgendwann auch geduldigste Vorgesetzte genervt. Die soziale Auffälligkeit (Angstverhalten, Erregungssymptome, häufige Pausen/Auszeiten für Beruhigungsrituale und andere Verhaltensauffälligkeiten) verbunden mit den problemtypischen häufigen Fehlzeiten (wegen Unwohlsein, Krankheit, Arztbesuchen) führen zu selbst initiierten oder ungewollten Arbeitsplatzwechseln. Entsprechend ungünstig gestalten sich in der Regel die Einkommensverhältnisse.

Fazit

Sämtliche kurzfristig erfolgreichen Strategien zum Vermeiden oder Abbauen von Todesangst gehen mit immensen negativen Nebenwirkungen einher, die die Vorteile dieser Lösungsversuche sehr schnell zunichtemachen und entweder zusätzliche Probleme verursachen oder die alten weiter verstärken.

1.4.3 Langfristig erfolgreiche Lösungen

Da sich die kurzfristigen Lösungsversuche als untauglich erwiesen haben, betrachten wir nun Strategien, die nicht sofort wirken und eher langfristiger Art sind.

Betrachten wir das bisher Aufgeführte, kann man auf den Punkt gebracht sagen, unangemessene Todesangst entsteht durch zwei Denkfehler:

(1) das unrealistische Überzeichnen einer Gefahr und
(2) das Fordern nach Sicherheit.

Als besonders effektiv hat sich daher eine Doppelstrategie erwiesen, die diese beiden kognitiven Komponenten aufgreift. Das bedeutet: Die langfristig wirksame Lösung besteht nicht in Verhaltensänderungen, sondern im Verändern von Denkgewohnheiten. Dabei geht es darum,

(1) unangemessene Gefahrenzuschreibungen aufzulösen und
(2) die unvermeidbare Lebensgefahr zu akzeptieren.

Betrachten wir beide Komponenten genauer.

(1) Unangemessene Gefahrenzuschreibungen auflösen

»Das ist ja lebensgefährlich!« So eine Gefahrenzuschreibung in bestimmten Situationen bewirkt in der Regel eine erhebliche Angstreaktion und oft auch als Verhaltenskonsequenz, die Angelegenheit lieber sein zu lassen. Aber schauen wir einmal genau hin – und machen wir uns nichts vor: *Alles* ist lebensgefährlich, *jede* Situation. Seit wir auf der Welt sind, können wir jederzeit an irgendetwas sterben, auch beim Essen, im Sessel sitzend oder beim Schlafen. Die Frage ist nur, *wie wahrscheinlich* das gerade ist.

Relativieren von Gefahren. Jede Lebenssituation führt mit einer bestimmten Wahrscheinlichkeit zum Tode. Wir stellten schon fest, dass man sich ratzfatz in Todesangst versetzen kann, wenn man eine hohe Wahrscheinlichkeit oder gar mit Sicherheit annimmt, gleich sterben zu müssen.

Die meisten mit einem existenziellen Problem überschätzen allerdings diese Eintrittswahrscheinlichkeit erheblich, das heißt, sie nehmen unrealistische Gefahrenzuschreibungen vor und leiden dann unnötig unter deren Konsequenz: Todesangst.

Um selbst nicht darunter unnötig leiden zu müssen, bemühen wir uns um ein möglichst realistisches Gefahreneinschätzen.

Fazit

Wir prüfen, welche Gefahr realistisch besteht und wie wahrscheinlich es ist, daran zu sterben.

Vorteile von Gefahrensituationen abwägen. Wir alle begeben uns mehr oder weniger bewusst von Zeit zu Zeit in Gefahr, um einen bestimmten Vorteil daraus zu erhalten. So wissen wir zum Beispiel, dass man auch an Folgendem bzw. in folgenden Situationen sterben kann:

- an einem elektrischen Schlag,
- durch Verschlucken beim Essen oder Trinken,
- im Bett,
- im Bad/in der Dusche,
- beim Sex,
- zu Hause.

Kennen Sie jemanden, der auf Strom, Essen, Trinken, Körperpflege, Sex oder auf das Zuhause dauerhaft verzichten möchte, um unnötigen Gefahren aus dem Wege zu gehen? Wohl kaum. Die meisten schätzen die Gefahr, daran oder dabei zu sterben, als so gering ein, dass sie die kleine Restwahrscheinlichkeit in Kauf nehmen, um nicht die Vorteile davon aufgeben zu müssen.

Alles hat seinen Preis. Auch unsere Lebensziele lassen sich nur erreichen, wenn wir bereit sind, die dafür unausweichlichen Gefahren einzugehen. Um sich dazu zu überwinden, hilft es manchmal, sich klar zu machen, dass auch das Nichtstun lebensgefährlich ist.

Fazit

Wir prüfen, welche Vorteile es mit sich bringt, bestimmte Gefahren einzugehen, und wie wichtig wir diese in Bezug auf unsere Ziele finden.

(2) Unvermeidbare Lebensgefahr akzeptieren

Selbst ein noch so realistisches Relativieren von Gefahren bringt allein keine Vorteile, solange man nicht bereit ist, die Restwahrscheinlichkeit für ein Sterben zu akzeptieren. Und genau dabei unterscheiden sich Menschen mit und ohne existenzielle Probleme.

Im Prinzip ist uns allen klar, dass wir jeden Tag, auch heute, an irgendetwas sterben könnten. Die meisten halten das jedoch für total unwahrscheinlich und machen sich – zu Recht oder Unrecht – keine weiteren Gedanken darüber. Auch Menschen mit einem existenziellen Problem erkennen in der Regel, dass die Wahrscheinlichkeit zu sterben sehr gering ist, wenn sie z. B.

- von ihrem Facharzt hören, dass sie nicht krank sind,
- allein durch den Wald spazieren,
- mit der U-Bahn fahren,
- sich in Menschenmassen begeben,
- in den Lift steigen.

Sie wissen, dass sie dies mit größter Wahrscheinlichkeit überleben ... bestimmt zu 99,99 Prozent. Doch jetzt kommt das existenzielle Problem ins Spiel: »Aber ich brauche hundert Prozent, ich will sicher sein!«

Nun, das wird wohl nichts. Aber genau dies können oder wollen die Betroffenen nicht akzeptieren.

Wie man die notwendigen gedanklichen Veränderungen erreicht, um unnötige Todesangst loszuwerden, betrachten wir im nächsten Kapitel, wenn wir uns genauer mit sinnvollen und unangemessenen Gefahrenkonzepten auseinandersetzen. Im Kapitel 5 suchen wir dann Argumente gegen die alten und für die neuen Sichtweisen.

1.4.4 Nebenwirkungen und Kosten langfristig erfolgreicher Lösungen

Der größte Nachteil dieser langfristig erfolgreichen Lösungsstrategien besteht wohl darin, dass sie keine kurzfristigen »Instant-Lösungen« bewirken. Es dauert, bis das Symptom des existenziellen Problems, die unangemessene Todesangst, verschwindet, denn um einen bleibenden Erfolg zu erreichen, muss man zuvor arbeitsaufwändig sinnvolle Gefahrenkonzepte erlernen und unvermeidliche Lebensgefahr akzeptieren.

Um beides möglichst schnell zu erreichen, ist ein gut strukturierter Lernprozess erforderlich, der konsequent im Lebensalltag umgesetzt wird. Aber selbst damit wird man mit einer Zeitspanne von zwei bis sechs Monaten rechnen müssen – je nach Schwere des Einzelfalls und der eigenen Fähigkeit, neue Konzepte zu erlernen –, bis sich erste Erfolge einstellen.

2 Was sind existenzielle Probleme?

Definition

Ein **existenzielles Problem** liegt vor, wenn jemand aufgrund unrealistischer Befürchtungen vor dem Sterben in Todesangst gerät oder wenn er alles tut, um diese Todesangst zu vermeiden und dadurch unter den in Kapitel 1 beschriebenen Konsequenzen leidet.

Das, was existenzielle Probleme kennzeichnet, sind die unrealistischen Gefahrenkonzepte der davon Betroffenen in Bezug auf ihr weiteres Dasein. (Hierzu gehören *keine* ökonomischen oder sozialen Befürchtungen.)

2.1 Was sind Gefahrenkonzepte?

Halten wir zunächst einige Ergebnisse fest, die wir bisher erarbeitet haben:

- Todesangst ist das Ergebnis aus einer Gefahrenzuschreibung (wenn wir eine Situation für lebensgefährlich halten).
- Gefahrenzuschreibungen können mehr oder weniger realistisch sein.
- Unrealistische Gefahrenzuschreibungen führen zu unnötiger Angst.
- Nicht Angst schützt vor einer Gefahr, sondern nur eine hilfreiche Strategie, mit der man eine Gefahr erfolgreich bewältigt.

Der letzte Aspekt beschreibt ein Gefahrenkonzept: Die eigene Strategie, wie man mit vermeintlich gefährlichen Situationen umgehen sollte. Konzepte sind kognitive (gedankliche) Pläne, die wir – mehr oder weniger gezielt – gelernt und verinnerlich haben und nun bewusst oder unbewusst anwenden, wenn wir glauben, mit einer gefährlichen Situation konfrontiert zu werden. Zum Beispiel: Was mache ich, wenn ich

- im Wald auf einen Bären treffe?
- unterwegs von jemandem ein Messer vor die Nase gehalten bekomme und er Geld fordert?
- Auto fahre und plötzlich die Bremsen versagen?
- vom Arzt höre, dass ich einen Bypass brauche?
- im Freien bin und ein Gewitter aufzieht?

Besitze ich eine Vorstellung davon, wie ich mit den jeweiligen Situationen erfolgreich umgehe, sind dies meine Gefahrenkonzepte – egal, wie tauglich sie wirklich sind.

2.2 Wann sind Gefahrenkonzepte schädlich?

Prinzipiell können sowohl sinnvolle als auch untaugliche Gefahrenkonzepte erhebliche schädliche Konsequenzen nach sich ziehen.

Untaugliche Gefahrenkonzepte

Hierzu zählen alle Strategien, die eine bestehende Lebensgefahr nicht ausschalten oder zumindest nicht reduzieren können. Als ein Beispiel dafür mag die kindliche Strategie stehen, sich bei Gefahren einfach die Augen zuzuhalten oder die Bettdecke über den Kopf zu ziehen.

Dass solche Gefahrenkonzepte nicht schützen, ist offensichtlich. Manche schädigen jedoch zusätzlich durch die dadurch hervorgerufenen Konsequenzen und Nebenwirkungen. Zum Beispiel, wenn sich jemand bei Gefahr die Augen zuhält und gleichzeitig wegläuft (ohne zu sehen wohin). Oder wenn jemand versucht, vermuteten Hautkrebs mit einer Stahlbürste abzuschrubben oder einem Herzinfarkt dadurch vorzubeugen, indem man jede körperliche Anstrengung vermeidet.

Sinnvolle Gefahrenkonzepte

Ist unser Leben tatsächlich bedroht, kann ein sinnvolles Gefahrenkonzept durchaus lebensrettend sein. »Kann« deswegen, weil sich nicht jede Gefahr erfolgreich beseitigen lässt. Sonst könnte man ja ewig leben.

So weit, so gut. Wohl dem, der hilfreiche Gefahrenkonzepte erlernt hat und diese dann auch sinnvoll anwendet. Letzteres ist entscheidend dafür, ob die Vorteile oder die Nachteile aus einem Gefahrenkonzept überwiegen. Wir haben bereits in Kapitel 1 etliche Beispiele dafür gesehen, wie prinzipiell sinnvolle Strategien sich durch ein Zuviel in unangemessene wandeln, weil die negativen Konsequenzen die positiven bei weitem übersteigen. Wir erinnern uns an den »Waschzwang«: Prinzipiell ist es sicherlich vorteilhaft, sich nach dem Heimkommen und vor dem Essen die Hände zu waschen, um möglichst keine schädlichen Keime aufzunehmen. Ein Zuviel davon schädigt jedoch die Haut und führt zu zusätzlichen Infektions- und Krankheitsrisiken. Hier wird dann ein ursprünglich sinnvolles Gefahrenkonzept zu einem schädlichen.

Fazit

Gefahrenkonzepte sind schädlich, wenn sie ausschließlich Nachteile bewirken oder wenn die negativen Konsequenzen die positiven übersteigen.

2.3 Kennzeichen für schädliche Gefahrenkonzepte

Im Kapitel 1 betrachteten wir *Verhaltensregeln*, die Todesangst kurzfristig verhindern oder doch zumindest mindern sollen. In diesem Kapitel geht es nun um die *Denkweisen*, die verantwortlich für ein existenzielles Problem sind. Die Anzahl der der unterschiedlichen »Tricks« ist jedoch recht übersichtlich, denn die meisten lassen sich in drei Kategorien einteilen:

(1) Fordern nach Sicherheit
(2) Fordern nach Kontrolle
(3) Fordern nach gesichertem Wissen

Betrachten wir diese Varianten genauer.

(1) Sicherheitsforderer

»Ich brauche Sicherheit!« ist der Leitsatz eines jeder Sicherheitsforderers, denn sie meinen, damit ihrem existenziellen Problem zu entkommen. Wir wundern uns daher nicht, dass sie erst dann aktiv werden, wenn sie »ganz sicher« sind, dass ihnen nichts passieren kann – und dementsprechend alles unterlassen, solange die vermeintliche Sicherheit nicht garantiert ist.

(2) Kontrolleure

»Vertrauen ist gut, Kontrolle ist besser!« Die meisten kennen dieses Motto, das insbesondere Menschen verinnerlicht haben, die glauben, durch Kontrolle Sicherheit zu erlangen.

Wahre Kontrolleure würden den ersten Halbsatz allerdings komplett streichen und es lediglich bei »Kontrolle ist besser« belassen. Denn das Letzte, was sie täten wäre, jemandem zu vertrauen. Denn das würde ja totalen Kontrollverlust bedeuten – lebensgefährlich!

(3) Jenseitsorientierte

Wer an ein Jenseits glaubt und sicher sein möchte, dass es ihm dort gut geht, benötigt gesichertes Wissen in vielerlei Hinsicht, insbesondere auf die Fragen

- Gibt es wirklich ein Leben nach dem Tode (sodass es sich überhaupt lohnt, die glaubensbedingten Einschränkungen im jetzigen Leben auf sich zu nehmen)?
- Wer entscheidet, ob bzw. wie es weiter geht?
- Nach welchen Regeln wird das entschieden (d. h. welcher Glaube ist der richtige)?
- Kann man Verstöße gegen die Regeln wieder wettmachen (z. B. durch Sühne oder Reue)?

Und bitte: Kann ich das alles schriftlich haben?

Jenseitsorientierte Betroffene fordern gesichertes Wissen über Glaubensfragen. Da Glauben aber nichts mit Wissen zu tun hat, geraten sie regelmäßig in Todesangst, wenn sie ihre zukunftsbezogene Unsicherheit erkennen.

Wohin diese drei Konzepte führen, betrachten wir in Abschnitt 2.5.

> **Und jetzt Sie!**
>
> Welche(s) schädliche(n) Gefahrenkonzept(e) verfolgen Sie selbst? Bitte beschreiben Sie dafür konkrete Beispiele.

2.4 Wie entstehen schädliche Gefahrenkonzepte?

Wir stellten in der Einleitung fest, dass der Wille zum Überleben angeboren ist. Daher ist es auch durchaus nachvollziehbar, dass Menschen »natürlich« versuchen, sich gegen Lebensgefahren zu schützen und – wenn es denn in ihrer Macht steht – Gefahren auszuschalten oder zu umgehen. Aber diese vererbten Konzepte, die wir alle mehr oder weniger stark als Zwischenhirnprogramme mit uns herumtragen (wie z. B. die Angst vor Dunkelheit, Tiefen, Schlangen oder Verletzungen), reichen bei weitem nicht aus, um mit den heutigen Alltagsgefahren erfolgreich umzugehen. Denn Veränderungen in unserem genetischen Programm brauchen viel zu lange, um sich an die rasch wandelnden Alltagsgefahren anpassen zu können. Hierzu benötigen wir zusätzlich eigene Lernprozesse, also kognitive (gedankliche) Leistungen. Hierzu zählen sowohl das Lernen aufgrund eigener Erfahrungen als auch solches, das uns andere durch Weitersagen oder Vormachen vermitteln.

Schädliche Gefahrenkonzepte entstehen genauso wie die nützlichen: durch Vererbung und durch Lernen.

Vererbte schädliche Gefahrenkonzepte

Auch vererbte Konzepte können schädlich sein. Und zwar dann, wenn sie inzwischen (z. B. aufgrund veränderter Umweltbedingungen) nicht mehr vor Gefahren schützen und wenn ihre negativen Konsequenzen die Vorteile aus diesem Konzept übersteigen. So etwas kann z. B. bei einer ausgeprägten Spinnenphobie der Fall sein. (Ein solches Gefahrenkonzept kann allerdings auch durch Lernen vermittelt sein. Die Wahrscheinlichkeit für ein angeborenes Muster ist immer dann besonders hoch, wenn im sozialen Umfeld keine Spinnenphobie »durch Vormachen« vermittelt wurde.)

Vererbte Gefahrenkonzepte lassen sich nicht durch Umlernen verändern oder gar ganz abstellen. Wir können lediglich lernen, mit ihnen weniger schädlich umzugehen und untaugliche Gefahrenreaktionen sobald wie möglich abzubrechen.

Erlernte schädliche Gefahrenkonzepte

Wir stellten hierzu bereits im vorangegangenen Abschnitt fest, dass erlernte schädliche Gefahrenkonzepte in übermäßigem, rigidem Fordern nach Sicherheit und Kontrolle bestehen, und dass sie – zum Glück – selbst erlernt sind. »Zum Glück« deswegen, weil wir das, was wir in ungünstiger Weise erlernt haben, prinzipiell auch wieder umlernen können. (Wie das geht, betrachten wir in den Kapiteln 5 und 6.) Diese schädlichen Konzepte haben wir entweder durch Vorbilder oder durch Lernen aufgrund eigener Erfahrungen erlernt.

Lernen aufgrund von Vorbildern

Nachahmen. Besonders die Lebewesen, die in sozialen Verbänden (z. B. mit den Eltern) heranwachsen, lernen zunächst in erster Linie durch die erwachsenen Vorbilder, indem sie deren Verhalten in bestimmten Situationen beobachten und nachmachen. Leider kopieren sie dann auch schädliche Konzepte, denn solange sie noch über keine eigene hinreichende Lebenserfahrung verfügen, können sie nicht erkennen oder beurteilen, ob die vorgelebten Gefahrenkonzepte untauglich oder gar nachteilig sind.

Mit zunehmendem Alter kommen weitere Vorbilder hinzu, z. B. im Kindergarten, in der Schule oder als erwachsene Idole, die uns mit ihren Gefahren-Bewältigungsstrategien zum Nachahmen inspirieren können.

Erziehungsstile. Lernen durch Vorbilder findet in der Erziehung statt. Die spezifischen Erziehungsstile der Eltern, Großeltern oder anderer Erziehenden prägen das Kind in besonderem Maße. Schädliche Gefahrenkonzepte können Kindern oftmals bewusst vermittelt werden, in der Regel weil die Erziehenden sie für sinnvoll halten und deren Schädlichkeit nicht erkennen. Andere schädliche Konzepte werden ungewollt oder unbewusst weitergegeben, obwohl die Erziehenden deren Nachteile erkennen und sie gar nicht vermitteln wollten.

Bewusst vermittelte Gefahrenkonzepte. Solche Gefahrenkonzepte, die oft von klein auf vermittelt werden, sind z. B.

- »Wer sich in Gefahr begibt, kommt darin um!«
- »Hast du alles geprüft? Doppelt hält besser?«
- »Wer sündigt, kommt in die Hölle!«
- »Vertrauen ist gut, Kontrolle ist besser!«

Dabei sind es nicht die einzelnen Sätze selbst, die schädlich sind. Im Gegenteil: Häufig sind sie angemessen, weil sie tatsächlich Gefahren entschärfen können. Wer sie sich allerdings zum allumfassenden Motto macht, erlernt damit ein schädliches Gefahrenkonzept.

Ungewollt/unbewusst vermittelte Gefahrenkonzepte. Oftmals sind sich Erziehende darüber im Klaren, dass sie selbst ein schädliches Konzept besitzen, das sich z. B. als Hunde- oder Spinnenphobie oder als Kontrollzwang äußert, und sie nehmen sich fest vor, dieses nicht an ihre Kinder weiterzureichen. Solange sie dieses Verhaltensmuster jedoch nicht selbst abstellen, haben sie keine Chance: Die Kinder werden sie bei ihrem Vermeidungs- oder Kontrollverhalten beobachten und lernen, diese Strategien in ähnlichen Situationen selbst anzuwenden. Dabei nützt es auch nichts, wenn Erziehende sich zwingen, ihre typische Verhaltensreaktion zu unterlassen, denn die Kinder werden deren Angst aufgrund der Mimik und der körperlichen Reaktion erkennen (z. B. geweitete Augen, schnellere Atmung, Herzklopfen, Erröten) und dadurch die betreffende Situation als gefährlich interpretieren.

Lernen aufgrund eigener Erfahrungen

Schädliche Gefahrenkonzepte kann man natürlich auch selbst entwickeln. Am häufigsten geschieht dies durch

- unsinniges Schlussfolgern,
- ein mehr Desselben,
- magisches oder mystisches Denken.

Unsinniges Schlussfolgern. Menschen neigen dazu, ihr eigenes Verhalten oder das von anderen auf dessen Konsequenzen zu prüfen. Das ist grundsätzlich sinnvoll, um taugliche Lösungsstrategien herauszufinden. Manchmal fließen dabei jedoch Beobachtungen ein, die tatsächlich überhaupt nichts mit der vorangegangenen Verhaltensweise zu tun haben. Wir glauben dann aber irrtümlich, es gäbe einen Zusammenhang. Beispiele für ein solch unsinniges Schlussfolgern sind folgende »Erfahrungswerte«:

- Erfahrung: Hunde können beißen. Ich bin noch nie gebissen worden.
  Schlussfolgerung: Weil mich noch nie ein Hund gebissen hat, steigt die Wahrscheinlichkeit, dass ich nun bald dran bin. So viel Glück hat auf Dauer niemand.
- Erfahrung: Wenn das Herz krank ist, klopft es unregelmäßig oder besonders schnell. Durch Aufregung oder Anstrengung klopft es schneller. Man kann am Herzinfarkt sterben.
  Schlussfolgerung: Ich darf mich nicht aufregen oder körperlich belasten, sonst droht ein Herzinfarkt.

Ein mehr Desselben. »Viel hilft viel!« Dieses Denkmuster ist besonders häufig bei Menschen mit einer Zwangserkrankung anzutreffen. Eine prinzipiell erfolgreiche Lösung zur Gefahrenreduktion (z.B. Händewaschen oder Luftdruck-Kontrolle der Autoreifen) wird dann mit dem Ziel »maximale Sicherheit« nach dem Motto »viel hilft viel« so häufig wiederholt, dass dann die Nachteile, z.B. in Form vom körperlichen Schädigungen oder immensem Zeitaufwand, recht schnell die ursprünglichen Vorteile dieses Konzepts übertreffen.

Magisches oder mystisches Denken. Manche mit einem existenziellen Problem versuchen, dieses mit besonderen Tricks in den Griff zu bekommen. Das können Glücksbringer in Form von Amuletten, besondere Verhaltensrituale (z.B. nicht auf Fugen treten, sich am Ohrläppchen zupfen, sich bekreuzigen) oder gedankliche Strategien sein (z.B. Zählrituale, Zauberformeln, Positives Denken). Andere versuchen, Gefahren durch übernatürliche oder göttliche Mächte auszuräumen, indem sie versuchen, mit ihnen Händel abzuschließen und bestimmte Dinge versprechen, wenn die Situation gut ausgeht (»Wenn ich das hier überlebe, werde ich …«) oder den Lohn für ihren Glauben einfordern (»Ich glaube fest an dich, du hilfst mir!«).

Und jetzt Sie!

Haben Sie eine Idee, woher Ihr(e) schädliches(en) Gefahrenkonzept(e) stammt bzw. stammen? Haben Sie es/sie von anderen abgeschaut oder sich selbst ausgedacht?

2.5 Typische Konsequenzen von existenziellen Problemen: psychische und körperliche Erkrankungen

Wir stellten fest, dass unnötige existenzielle Probleme durch unsinniges Fordern nach Sicherheit und Kontrolle hervorgerufen werden, um jetzt oder demnächst nicht sterben zu müssen. Wird diese Forderung nach Ansicht der Betroffenen nicht in vermeintlich ausreichendem Maße erfüllt, versetzen sie sich in Todesangst (s. Kap. 1). Da Todesangst typisch für existenzielle Probleme ist, wundern wir uns nicht, dass wir bei beiden auf die gleichen Konsequenzen stoßen: Als wir im Abschnitt 1.4.2 die Nebenwirkungen der kurzfristig erfolgreichen Lösungen zum Vermeiden von Todesangst betrachteten, sind wir auf dieselben typische Krankheitsbilder gestoßen, die auch bei existenziellen Problemen auftreten.

Psychische Erkrankungen

Die psychischen Folgen zeigen sich in der Regel in Form von Angst- und Zwangserkrankungen [die Fachbegriffe stehen jeweils in eckigen Klammern], z. B. als

- Ängste, die sich auf körperliche Beschwerden beziehen, die sich aber auf keine rein körperliche Erkrankung zurückführen lassen – obwohl die Betroffenen davon überzeugt sind, sondern durch psychischen/emotionalen Stress ausgelöst oder verstärkt werden [somatoforme Funktionsstörungen/ Somatisierungsstörungen], insbesondere als

  - die Angst, an einer bedrohlichen Herzerkrankung zu leiden und an einen Herzinfarkt zu versterben [Herzneurose / Herzphobie / somatoforme autonome Funktionsstörung des kardiovaskulären Systems] oder als
  - die Angst, an einer fatalen Erkrankung zu leiden, ohne dass Ärzte dafür einen Anhaltspunkt finden / Befund haben [Hypochondrie],
  - Todesangst wegen anhaltender körperlicher Beschwerden ohne erkennbare körperliche Ursache [somatoforme autonome Funktionsstörungen],

- Angst, die an bestimmte Orte, Situationen oder Objekte/Lebewesen gekoppelt ist [spezifische Phobie, z. B. Hunde-, Schlangen- oder Spinnenphobie], insbesondere als
  - die Angst, in engen Räumen zu ersticken oder nicht jederzeit flüchten zu können [Klaustrophobie] und
  - Todesangst vor dem Reisen, dem Verlassen der Wohnung, vor offenen Plätzen oder Menschenmassen [Agoraphobie],
- Angst vor dem Sterben ohne typische Auslöser (wie bei der Phobie,) oft ohne den Anlass für die Angst zu kennen [Generalisierte Angststörung],
- extreme Todesangst ohne besonderen Anlass, aus scheinbar heiterem Himmel, die von den Betroffenen zudem wegen der körperlichen Symptome der Angstreaktion als lebensbedrohlich erlebt wird [Panikstörung],
- eine vermeintliche Todesgefahr durch bestimmte Handlungen zu neutralisieren [Zwangshandlungen], insbesondere als
  - die Angst vor Bakterien und Schmutz durch ständiges Waschen der Hände / des Körpers (obwohl dadurch die Haut geschädigt wird) oder durch Putzen der Wohnung [Wasch- und Putzzwang],
  - die vermeintliche Todesgefahr soll durch Kontrollieren neutralisiert werden, z. B. durch ständige Überprüfung von Herdplatten, Fenstern und Türen, Gashähnen, Einhalten einer bestimmten Ordnung [Kontrollzwang],

- bestimmte Befürchtungen werden ständig aufs Neue durchdacht, ohne sich zu entscheiden [Zwangsgedanken, Grübelzwang], insbesondere als
  - die ständige Angst, dass etwas Schlimmes passieren könnte [Zwangsideen und -befürchtungen],
  - die Todesangst durch bestimmte Rituale zu bekämpfen, z. B. durch Zählen [Zählzwang].

Sehen die Betroffenen keine Möglichkeit mehr, das Befürchtete abzuwenden (den Tod oder die ewige Verdammnis), reagieren etliche auch mit depressiven Krankheitsbildern, z. B.

- wechselt die Angst häufig in eine langanhaltende depressive Verstimmung [Dysthymie], wenn die Betroffenen glauben, gegen die existenzielle Bedrohung nichts ausrichten zu können,
- oder die depressive Verstimmung ist massiv, mit körperlichen Symptomen und lähmender Niedergeschlagenheit und Hoffnungslosigkeit verbunden [Depression]. Sie kann
  - erstmals auftreten [depressive Episode] oder
  - wiederholt [rezidivierende Depression].

Psychische Folgeprobleme

Wir erkannten bereits, dass existenzielle Probleme mit hohen körperlichen Erregungsniveaus einhergehen, die durch den inneren Alarmzustand entstehen, die die Betroffenen in bestimmten Situationen auslösen. Dazu gehören beschleunigte Atmung oder vermeintliche Atemnot, Anstieg von Herzschlag, Puls und Blutdruck, Herzrasen, Ohrensausen, Augenflimmern, Schwitzen, Zittern oder Ohnmacht und Schwindelgefühle. Diese Symptome können auf zweierlei Art ein bestehendes existenzielles Problem verstärken: durch »Angstspiralen« und durch »übergeordnete Probleme«.

Angstspiralen. Häufig werden die körperlichen Erregungssymptome des Angsterlebens von den Betroffenen als Indiz für eine Gefahr gedeutet. Nach dem Motto »Dass ich so aufgeregt bin, ist ein Zeichen für eine Gefahr!«, stoßen sie einen inneren Alarmschrei aus. Und was passiert dann? Richtig: Sie steigern dadurch Ihre Angst – und damit auch deren körperliche Begleitsymptome.

Manche schaffen es, sich wegen ihrer Körpersymptome in Todesangst zu versetzen, obwohl die körperlichen Reaktionen in der betreffenden Situation völlig angemessen sind und sie – ganz im Gegenteil zu den Befürchtungen – eine gesunde Anpassungsleistung des Organismus an die momentane Situation sind.

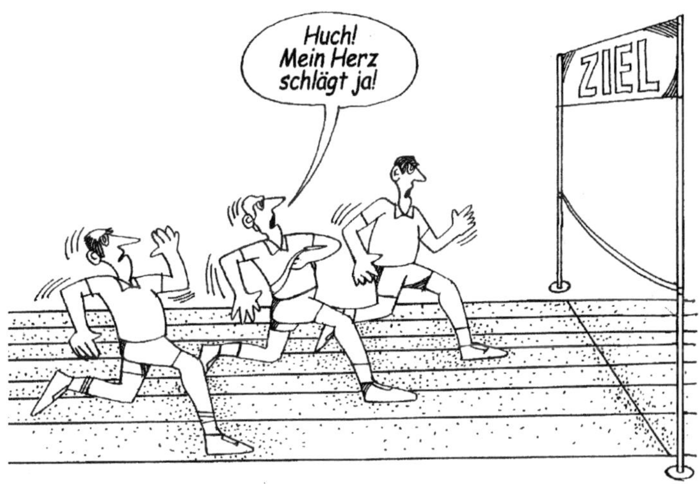

Wer diesen völlig normalen Zusammenhang übersieht und stattdessen körperliche Erregungssymptome als Gefahrenhinweise deutet, findet sich schnell in einem Teufelskreis wieder: Die Angst wird durch immer neue innere Alarmschreie ständig verstärkt. Dies führt zu intensiveren Körpersymptomen, die dann erneut als gestiegene Gefahr interpretiert werden. Diese »Angstspirale« endet dann irgendwann in einer Panik, der höchsten Intensität von Angst.

Manche mit einem existenziellen Problem sind extrem »geschult« im Wahrnehmen eigener Körpersymptome. Sie horchen ständig in sich hinein, um nur ja keinen Gefahrenhinweis zu übersehen. Wir wundern uns nun nicht mehr, dass sie sich häufig im Panikmodus befinden.

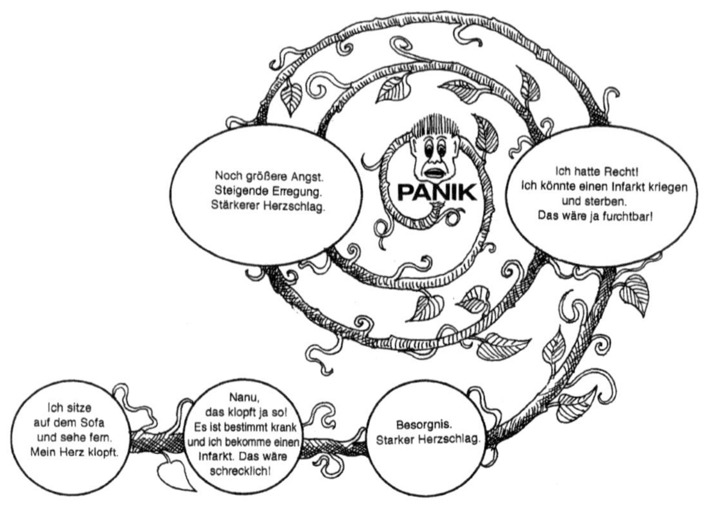

Info • Die Angstspirale

Wenn ein körperlicher Erregungszustand (z. B. Herzklopfen) als Gefahrenhinweis gedeutet wird (z. B. »Das ist ein Anzeichen für einen Infarkt!«), bewirkt dieser innere Alarmschrei Angst und stärkere Körpersymptome (z. B. stärkeres Herzklopfen). Letztere werden dann erneut als gestiegene Gefahr gedeutet (z. B. »Siehst du, jetzt geht es los! Das wird ein Infarkt!«). Das führt dann zu stärkerer Angst und weiter verstärkten Körpersymptomen usw.

Übergeordnete existenzielle Probleme. Eine andere Variante, ein bestehendes existenzielles Problem weiter zu verstärken, besteht darin zu glauben, körperliche Erregungszustände unbedingt vermeiden zu müssen, um am Leben zu bleiben.

Jeder von uns kennt vermutlich Menschen, die die Begleitsymptome von Angst – auch die von großer Angst – so sehr schätzen, dass sie solche »Kick-« oder »Thrill«-Situationen bewusst aufsuchen. Denken wir z. B. an das Bungee- oder Fallschirmspringen, an Free-Climber oder Wingsuit-Springer: Manche halten sie für Adrenalin-Junkies, denn sie schätzen den Erregungszustand dermaßen, dass sie kaum genug davon bekommen können. Das sehen allerdings nicht alle so positiv. Besonders die mit einem existenziellen Problem frönen eher dem Kontrastprogramm: Sie versuchen solche Erregungszustände unbedingt zu vermeiden, da sie diese für lebensgefährlich halten (wohl gemerkt: nicht die oben beschriebenen Tätigkeiten, sondern die Erregungszustände selbst). Ihr Credo lautet dann: Bloß nicht aufregen, das ist gefährlich.

Da existenzielle Probleme ja zu erhöhten Erregungszuständen führen, halten sie oft auch ihr Problem selbst für lebensgefährlich. Sie haben dann ein neues existenzielles Problem wegen ihres bereits bestehenden existenziellen Problems. So etwas nennt man ein übergeordnetes oder hierarchisches Problem.

Psychosomatische Erkrankungen

Emotionaler Stress. Das bewusste oder unbewusste, das angemessene oder unsinnige Gefahrenzuschreiben versetzt den Organismus in einen Alarmzustand und setzt damit auch innere körperliche (physiologische) Prozesse in Gang. Dieser körperliche Alarmzustand dient dazu, zusätzliche Energie bereitzustellen, um die vermeintlich gefährliche Situation zu meistern: Die Pupillen erweitern sich, die Atmung wird beschleunigt und der Herzschlag, Puls und Blutdruck steigen. Diese organischen Konsequenzen aus der Angst (und auch jedem anderen Gefühl) sind in dem Begriff »emotionaler Stress« zusammengefasst.

Emotionaler Stress entsteht sowohl bei unangenehm als auch bei angenehm empfundenen Gefühlen. Wer z. B. einmal total verknallt war, kennt auch die körperlichen Begleitsymptome dieses Gefühls: Schlaf- und Appetitlosigkeit, Herzklopfen, Erregungszustände und Erschöpfung. Auch Todesangst bewirkt gewaltigen emotionalen Stress.

Körperliche Symptome. Die körperlichen Symptome von emotionalem Stress können langfristig zu organischen Erkrankungen führen, besonders dann, wenn der Stress häufig und intensiv erlebt wird. Krankheitsbilder, bei denen körperliche und psychische Symptome in engem Zusammenhang stehen, nennt man »Psychosomatische Erkrankungen«. Das sind körperliche Erkrankungen, die durch psychische Faktoren ausgelöst oder verstärkt werden, wie z. B.

- Magen-Darm- Beschwerden,
- Herz-Kreislauf-Beschwerden,
- Hauterkrankungen,
- Migräne,
- Asthma,
- Muskelverspannungen/-schmerzen,
- Schlafstörungen oder
- Essstörungen.

Psychosomatische Erkrankungen lassen sich dauerhaft nur erfolgreich behandeln, wenn die ihnen zugrunde liegenden psychischen Ursachen gelöst und der emotionale Stress gelindert wird.

Körperliche Erkrankungen

Im Abschnitt 1.4.2 erkannten wir, dass existenzielle Probleme auch körperliche Erkrankungen nach sich ziehen oder bereits bestehende verstärken können. (Die Abgrenzung zu den psychosomatischen Krankheitsbildern ist hier allerdings oft verschwommen.) Körperliche Erkrankungen, z. B.

- Herz-Kreislauf-Erkrankungen,
- Diabetes,
- Essstörungen, Adipositas,
- Muskelschwäche, -schwund,
- Hauterkrankungen,
- Suchterkrankungen

sind dabei meist auf Verhaltensdefizite, wie z. B.

- Bewegungsmangel (»Körperliche Anstrengung ist gefährlich!«, »Sport ist Mord!«),
- Medikamentenverweigerung (»Die Nebenwirkungen bringen mich um!«)

oder übermäßige Verhaltensstrategien zurückzuführen, wie z. B.

- häufiges Waschen der Hände etc. (»Keime sind lebensgefährlich!«),
- Psychopharmaka oder Alkohol (Angst senkende Mittel),
- Essverhalten (»Das ist gesund/beruhigt!«).

Hier würde es zwar prinzipiell ausreichen, die Verhaltensweisen zu ändern, die für die körperlichen Erkrankungen verantwortlich sind. Aber die meisten Betroffenen lassen sich darauf nur ein, wenn die diesem Verhalten zugrunde liegenden psychischen Ursachen erfolgreich behandelt wurden.

Die familiären, sozialen und ökonomischen Konsequenzen von existenziellen Problemen sind in Kapitel 1 beschrieben.

Und jetzt Sie!

Unter welchen typischen Konsequenzen Ihres existenziellen Problems leider Sie selbst? Unter welchen am meisten? Bitte beschreiben Sie typische Beispiele und deren Konsequenzen.

2.6 Kann man existenzielle Probleme loswerden?

Im Abschnitt 2.4 erkannten wir, dass wir schädliche Gefahrenkonzepte erlernen, indem wir sie von Vorbildern kopieren oder durch eigene Erfahrungen aufstellen. Was wir – bewusst oder unbewusst, gewollt oder ungewollt – selbst erlernt haben, können wir ebenso auch wieder loswerden.

Fazit

Existenzielle Probleme werden gelöst, indem man hilfreiche Vorbilder kopiert oder neue sinnvolle Gefahrenkonzepte anzuwenden lernt.

Dabei haben sich die langfristig erfolgreichen Lösungen, die wir zum Bewältigen von Todesangst im Abschnitt 1.4.3 kennenlernten, auch für das Bewältigen existenzieller Probleme hervorragend bewährt:

(1) sinnvolle Gefahrenzuschreibungen vornehmen
(2) Lebensgefahr akzeptieren

Dass hier dieselben »Rezepte« wirken, verblüfft nicht sonderlich, weil »Todesangst« und »existenzielle Probleme« ja untrennbar zusammengehören, denn Todesangst ist *das* typische emotionale Symptom von existenziellen Problemen. Beim ersten Aspekt betrachteten wir die Konsequenzen von Todesangst und ihren Bewältigungsstrategien, beim zweiten die kognitiven Ursachen in Form schädlicher Gefahrenkonzepte, die zu Todesangst führen.

Nun kommen allerdings die wenigsten, die unter einem existenziellen Problem leiden, in die Psychotherapie oder Beratung mit dem Ziel, das existenzielle Problem zu bearbeiten. Denn die meisten glauben ja, sich zu Recht zu sorgen. Sie kommen in der Regel, um neue Tricks zu erlernen, wie sie Sicherheit und Kontrolle gewinnen oder wie sie die lästigen Begleitsymptome ihres Problems loswerden.

Wir wissen inzwischen, weshalb dies keine langfristig erfolgreichen Lösungen sein können. Wer ein existenzielles Problem lösen will, muss zunächst dessen Ursachen in Form eigener schädlicher Gefahrenkonzepte erkennen, um diese dann mühsam auf dem oben beschriebenen Wege umzulernen. Wie man damit vorankommt, betrachten wir im nächsten Kapitel.

3 Eigene Gefahrenkonzepte als Ursache für die Todesangst und das existenzielle Problem erkennen

Wer eigene Gefahrenkonzepte daraufhin prüfen möchte, ob sie angemessen oder schädlich sind, muss sie natürlich kennen. Oft ist das nicht der Fall, denn ein Großteil unseres Denkens findet spontan (unüberlegt) und unbewusst statt. Um auch solche Denkmuster mitberücksichtigen und auf Schädlichkeit prüfen zu können, machen wir uns zunächst auf die Suche nach allen Gefahrenkonzepten, nach denen wir ticken.

3.1 Bewusste und unbewusste Gefahrenkonzepte

Vielleicht haben Sie sich bereits beim Lesen der bisher beschriebenen Konzepte und Verhaltensmuster wiedererkannt und sind so den eigenen Gefahrenkonzepten auf die Schliche gekommen. In solchen Fällen sind sie Ihnen nun wieder bewusst. Sie wissen, wie Sie ticken und wie Sie auf echte oder vermeintliche Lebensgefahr reagieren. Das wäre der einfachste Fall. Sie brauchen dann Ihre Denkweisen und Reaktionen nur noch aufzuschreiben und können sie anschließend auf Angemessenheit prüfen.

Unbewusste Gefahrenkonzepte

Vorteile unbewusster Konzepte. Häufig ist das jedoch nicht so einfach, denn in der Regel handelt es sich bei diesen Konzepten um jahrzehntealte Muster, auf die Sie bereits unbewusst, gewissermaßen »automatisch« reagieren. Ein solches automatisches Reagieren auf verinnerlichte, gut gelernte Muster kennt sicherlich jeder. So etwas hat ja auch Vorteile: Man muss nicht jede gleiche oder ähnliche Situation erneut von vorne durchdenken. Denn je öfter man sich in einer vergleichbaren Situation befunden und dafür eine vermeintlich taugliche Reaktion gefunden hat, umso schneller setzt man diese Lösung auch künftig ein – ohne sie erneut zu durchdenken oder zu prüfen. Irgendwann reagiert man dann völlig unbewusst danach, und besonders in Gefahrensituationen bedeutet dies einen echten Überlebensvorteil, weil es die Reaktionszeit erheblich verkürzt.

Nachteile unbewusster Konzepte. Andererseits kann sich diese Fähigkeit unseres Gedächtnisses, häufig wiederkehrende Reaktionsmuster in Unbewusste zu verlagern, auch nachteilig auswirken. Und zwar immer dann, wenn es sich dabei um ein schädliches Muster handelt. Dabei ist es unwesentlich, ob es bereits von jeher ungünstig war (z. B.: »Solange das nicht garantiert sicher ist, mache ich gar nichts!«) oder ob es erst kürzlich, z. B. durch den Wechsel des Umfelds oder aufgrund neuer Erkenntnisse und Lösungsmöglichkeiten schädlich geworden ist (z. B.: Ein bisheriger Atheist ist zum Katholizismus/Islam konvertiert. Die alten Handlungsstrategien können nun für das »Seelenheil« schädlich sein.).

Beispiel

Als Beispiel für unbewusste Gefahrenkonzepte betrachten wir zwei Personen mit einem existenziellen Problem, die sich in ein und derselben Situation befinden: in einem vollen Fahrstuhl.

Beide reagieren dabei jedoch unterschiedlich: der eine mit Gelassenheit, der andere mit Angst. Beide sagen, sie wüssten nicht, warum.

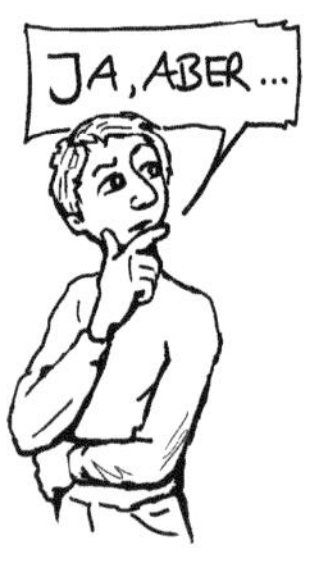

»Ja, aber wie kann das sein? Beide leiden doch unter einem existenziellen Problem...«

Richtig! Das ist natürlich durch ihre unterschiedlichen Gefahrenkonzepte zu erklären, nach denen sie die Situation beurteilen – selbst wenn beiden nicht mehr bewusst ist, wonach sie das tun. So könnte die eine Person glauben, dass es weniger gefährlich ist, wenn andere zugegen sind, die andere Person könnte fürchten, dass dadurch der Fahrstuhl überladen ist oder dass man bei einem Nothalt schneller erstickt.

Bevor jemand ein schädliches Gefahrenkonzept sinnvoll verändern kann, muss er zunächst erkennen und verstehen, was daran so nachteilig ist. Fehler kann man schließlich nur verändern, wenn man sie erkennt. Der erste Schritt besteht daher im Aufdecken des verwendeten alten Konzepts, der zweite darin, es auf Angemessenheit zu prüfen, und erst der dritte darin, es an den Stellen zu verändern, wo es schädlich ist. Damit dies dann letztendlich auch einen Effekt im Alltag hat, muss man die neu gewonnenen Einsichten dann auch beständig umsetzen. Aber dazu mehr in Kapitel 6.

Fazit

Der erste Schritt besteht darin, sich die eigenen Gefahrenkonzepte, nach denen man lebt und reagiert, bewusst zu machen. Nur dann kann man sie im zweiten Schritt auf Angemessenheit prüfen und gegebenenfalls im dritten Schritt gezielt verändern.

Unvollständige Gefahrenkonzepte

Wenn man Betroffene nach ihren Gefahrenkonzepten befragt, werden sie häufig gar nicht oder nur unvollständig mitgeteilt – entweder bewusst, z. B. weil die Betreffenden sich für ihre Reaktionen schämen, die sie bereits als unsinnig erkennen, oder ungewollt, weil sie sie selbst gar nicht mehr komplett wissen. Beispiele für solche unvollständigen Konzepte sind Aussagen wie:

- Ich darf mich nicht aufregen!
- Das muss blitzblank sauber sein!
- Ich muss sicher sein, dass das wahr ist!

Bei all diesen Forderungen ist noch völlig unklar, worauf sie sich beziehen beziehungsweise was geschieht, wenn die sie nicht erfüllt werden. Die dahinterstehenden Gefahrenkonzepte lassen sich erst dann auf Angemessenheit prüfen, wenn diese fehlenden Bezüge geklärt sind, z. B. durch die Frage »Sonst geschieht was?«

Fazit

Unvollständige Konzepte müssen zunächst wieder komplettiert werden, um sie richtig verstehen und bewerten zu können.

Um unbewusste oder unvollständige Gefahrenkonzepte wiederzuerkennen, sie wieder »auszugraben«, hilft es zu lernen, Gedanken und Gefühle voneinander zu unterscheiden und den Zusammenhang zu nutzen, der zwischen unserem Denken und unseren Gefühlen besteht. Welcher Zusammenhang das ist, betrachten wir nun.

Und jetzt Sie!

Reagieren Sie auch auf unbewusste oder unvollständige Gefahrenkonzepte? Sie können dies daran erkennen,

- wenn Sie in bestimmten Situationen mit Todesangst reagieren, ohne dass Ihnen in dem Moment klar ist, weshalb bzw. was Sie genau befürchten oder
- wenn der für Sie erkennbare Gedanke die empfundene Todesangst/-gefahr nicht erklärt.

Beschreiben Sie ggf. dafür typische Situationen.

3.2 Denken und Gefühle

Philosophen wie Sokrates oder Epiktet haben schon vor über 2000 Jahren den Zusammenhang zwischen unserem Denken und unseren Gefühlen aufgezeigt und beschrieben, welch enorme Bedeutung bewusste und unbewusste Denkvorgänge für unser Gefühlsleben und Verhalten besitzen. Sie erkannten auch, dass sich belastende Gefühle durch ein Ändern der Denkmuster, die diese emotionalen Turbulenzen verursachen, abbauen lassen. Sie formulierten dies in der Aussage, dass es nicht die Situationen, Personen oder Sachen selbst sind, die Gefühle auslösen, sondern dass man dies selbst durch die eigenen Einstellungen tut, die man zu ihnen hat.

3.2.1 Wie entstehen Gefühle?

Diese uralte philosophische Erkenntnis wird auch durch neueste psychologische und neurologische Forschungsergebnisse gestützt. Heutige Psychotherapeuten stellen diesen Zusammenhang z. B. in einem »ABC-Modell« folgendermaßen dar:

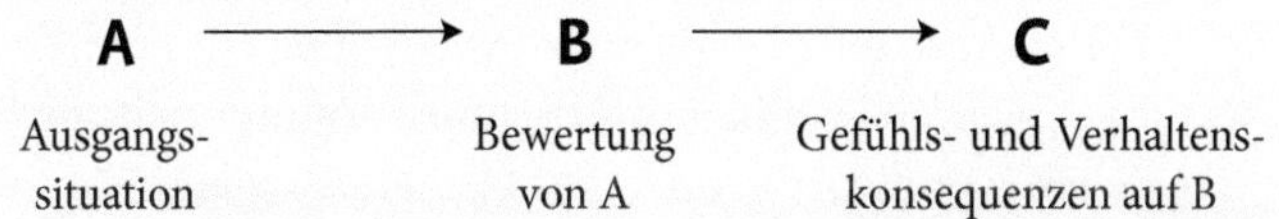

Inhaltlich bedeutet dies, dass es nicht eine bestimmte Ausgangssituation *(A)* ist, die automatisch zu einer bestimmten Gefühls- oder Verhaltensreaktion *(C)* führt, sondern dass dies erst durch unser Bewerten der Situation *(B)* geschieht. Das bedeutet allerdings, dass wir es mehr oder weniger selbst in der Hand haben und daher auch selbst dafür verantwortlich sind, wie wir uns fühlen.

Das ist für viele sicherlich erst einmal ziemlich schockierend und schwer zu schlucken. Aber der Vorteil daran ist: Damit haben wir es selbst in der Hand, wie wir uns fühlen – und nicht andere. Es bedeutet dann auch, dass wir Gefühle wie Todesangst verändern können, indem wir unsere Bewertungen ändern, die zu diesen Gefühlen führen. Inzwischen wissen wir, dass die dafür relevanten Bewertungen aus unseren Gefahrenzuschreibungen bestehen.

Schauen wir uns die einzelnen Bestandteile des ABC-Modells genauer an, um uns zu verdeutlichen, wieso das so ist.

3.2.2 Die Ausgangssituation (A)

Um etwas zu bewerten, müssen wir zuvor etwas bewusst oder unbewusst mit unseren Sinnesorganen wahrnehmen. Diese optischen, akustischen, taktilen, Geruchs- oder Geschmackssignale werden dann im Gehirn verarbeitet.

Unser Wahrnehmen liefert also die Grundlage für das, was wir zu einem Zeitpunkt bewerten – und damit auch für unsere Gefühls- und Verhaltensreaktionen. Deswegen ist es wichtig, die momentane Situation möglichst präzise und realistisch wahrzunehmen. Gelingt uns das nicht, riskieren wir unnötige emotionale Probleme, weil wir uns dann mit unserem Bewerten auf etwas stützen, was nur *unsere persönliche* Realität ist, d. h. es *scheint* uns dann, *so* zu sein.

Man kann das Beschreiben der Ausgangssituation mit einer Momentaufnahme vergleichen, einem Foto, das auch Geräusche, Gerüche, Geschmack und Berührungen wiedergibt. Hier steht nur das, was *jeder* Mensch jetzt hier wahrnehmen könnte, mehr nicht. Konkret stehen hier die Antworten auf folgende Fragen:

- Was geschieht gerade, als ich diesen Gedanken oder dieses Gefühl bei mir entdecke?
- Was kann jeder ohne Vorwissen in dieser Situation wahrnehmen und beschreiben?

3.2.3 Das Bewertungssystem (B)

Im Bewertungssystem sind alle bewussten und unbewussten Gedanken in der Situation A enthalten, wie z. B. Erinnerungen, Schlussfolgerungen, Träume, Moralvorstellungen, Ziele, Spekulationen und Bewertungen. Diese kognitiven Prozesse können sich auf alle Sinneswahrnehmungen beziehen: auf akustische, verbale, optische, taktile Reize, auf Gerüche und Geschmack, aber auch auf andere Gedanken, auf Träume und Fantasien.

Schaut man genauer hin, lassen sich die Denkprozesse, die unser Gefühlsleben steuern, in drei unterschiedliche kognitive Qualitäten aufteilen:

(1) Wahrnehmen (inklusive des Verarbeitens und Speicherns), Erinnern und Vergleichen
(2) Schlussfolgerndes Denken, logisches Ableiten und Prognostizieren
(3) Bewerten des Geschlussfolgerten unter Berücksichtigen der eigenen Ziele

Diese drei Denkleistungen bilden zusammen das Bewertungssystem. Betrachten wir das etwas genauer.

Bestandteile des Bewertungssystems

B1: Die persönliche Sichtweise. Hier steht, welche persönliche Realität der Betrachter zum Zeitpunkt A wahrnimmt. Nicht jeder wird mit diesem Begriff etwas anfangen können. Weil er für das Weitere aber so bedeutsam ist, beleuchten wir in einem Exkurs, was das ist.

Exkurs • Die persönliche Realität

Wie viel Mühe wir uns auch geben: Menschen können wegen ihrer begrenzten Fähigkeit etwas wahrzunehmen und das Wahrgenommene zu verarbeiten, nicht objektiv, nicht *tatsächlich* erfassen, was wirklich geschieht. Dafür sind verschiedene Ursachen verantwortlich.

Eingeschränktes Wahrnehmen. Menschen sind im Vergleich zu anderen Lebewesen nahezu taub, blind, riech-, tast- und geschmacksunfähig. Manche Neurobiologen gehen davon aus, dass wir nur maximal ein Prozent dessen wahrnehmen können, was für alle Lebewesen zusammen wahrzunehmen wäre. Aber selbst dieses eine Prozent ist für unser Gehirn noch viel zu gewaltig, um es zu verarbeiten. Es schützt sich vor einer dann drohenden Informationsüberflutung durch eine *Wahrnehmungsselektion*, das heißt, es blendet circa weitere 99 Prozent von dem Wenigen aus, was wir eigentlich wahrnehmen könnten. Aber auch mit dem verbleibenden Rest gehen wir noch unterschiedlich um, indem wir uns z. B. willkürlich oder unbewusst auf das konzentrieren, was uns gerade am meisten interessiert und alles andere übersehen. So etwas nennt man *Wahrnehmungsverzerrung*. Sie ist dafür verantwortlich, dass wir mit dem Fitzelchen des Wenigen, was wir wahrnehmen können, alle auch noch unterschiedlich umgehen.

Probleme mit dem Speichern des Wahrgenommenen. Andere Faktoren, die unser Wahrnehmen weiter und unvermeidbar verfälschen, sind z. B. die Art und Weise, wie wir das wenige Wahrgenommene im Gehirn speichern, was wir davon vergessen oder wie gut wir diese Erfahrungen später erinnern – oder womöglich völlig falsch miteinander verbinden.

Fazit

Unser Wahrnehmen wird durch biologische und physiologische Vorgaben begrenzt. Außerdem wird es individuell beim Speichern, Erinnern und Verarbeiten verzerrt. Menschen nehmen also zwangsläufig ein und dieselbe Situation unterschiedlich wahr und schaffen sich somit ihre eigene, *persönliche* Realität.

Halten wir fest: Zu B1 gehören die persönlichen Ziele und Werte, die wir zurzeit verfolgen, unser Vorwissen, unsere Erfahrungen, Annahmen und überdauernden Normen- und Glaubensgrundsätze. Hier wird also beschrieben, wie jemand eine Situation mit seiner subjektiven »Brille« wahrnimmt.

B1

In B1 steht die Antwort auf die Frage: »Was sehe ich persönlich mit meinem Vorwissen und mit meinen Moralvorstellungen und Zielen in der Situation A?«

B2: Schlussfolgern und vermutete persönliche Konsequenzen ableiten. Hier kommt die erlernte Art zu interpretieren, zu schlussfolgern und Konsequenzen zu prognostizieren zum Zuge. Dabei wird beschrieben, was man aufgrund der persönlichen Sichtweise (B1) glaubt, was die konkrete Situation A für uns zu bedeuten und welche Konsequenzen sie für uns und unsere (Lebens-)Ziele hat.

B2

In B2 steht die Antwort auf die Frage: »Was schlussfolgere ich aus meiner persönlichen Sichtweise und welche persönlichen Konsequenzen vermute ich?«

B3: Bewerten. Zuletzt werden das, was wir zuvor geschlussfolgert haben und die persönlichen Konsequenzen, die wir vermuten, vor dem Hintergrund der eigenen Ziele bewertet.

B3

In B3 steht die Antwort auf die Frage: »Wie finde bzw. wie fände ich das, was ich eben geschlussfolgert habe und an persönlichen Konsequenzen vermute?«

Tabelle 3.1 Das Bewertungssystem

	Was steht hier?	**Mit welchen Fragen finde ich heraus, was ich denke?**
Bewertungssystem B	Alle bewussten und unbewussten Gedanken zum Zeitpunkt **A**	**B1. Die persönliche Sichtweise:** »Was sehe ich persönlich in der Situation A mit meinem Vorwissen und meinen Zielen und Normen?« **B2. Schlussfolgerungen und vermutete persönliche Konsequenzen:** »Was hat das für mich zu bedeuten, welche Konsequenzen vermute ich?« **B3. Die Bewertung:** »Wie finde bzw. fände ich das?«

3.2.4 Die Gefühls- und Verhaltenskonsequenzen (C)

Die Gefühlsreaktion (C1)

Je nachdem, wie wir eine Situation bewerten, wie wir sie finden, entsteht daraus unser Gefühl, unsere emotionale Reaktion. Aber was ist das überhaupt: ein *Gefühl* beziehungsweise eine *Emotion*?

In unserer Alltagssprache gehen viele mit dem Begriff »Gefühl« recht unpräzise um. So sagen manche: »Ich fühle mich verarscht/hintergangen/ausgenutzt/einsam« und meinen damit nicht tatsächlich Emotionen, sondern ihren Eindruck, den sie in der Situation hatten. Oder andere sagen: »Ich habe das Gefühl, gleich umzukippen/total rot zu werden/zu ersticken« und meinen auch damit keine Emotionen, sondern körperliche Begleitreaktionen auf einen Erregungsanstieg, der vielleicht mit einem Gefühl einhergeht. Oder sie beschreiben Körpergefühle wie Hunger, Durst oder Schmerz, aber keine seelischen Gefühle.

Diese Ungenauigkeit in der Sprache hat einige Nachteile. Wenn wir beispielsweise nicht genau zwischen Gedanken, Gefühlen und körperlichen Begleitreaktionen auf Gefühle unterscheiden, erkennen wir womöglich nicht, wie wir bestimmte Reaktionen verhindern können, denn sie entstehen nach verschiedenen Rezepten.

Die nachstehende Tabelle soll helfen, das künftig besser auseinanderhalten zu können.

Tabelle 3.2 Gefühle, körperliche Begleitreaktionen, Gedanken und Körpergefühle unterscheiden

Seealische Gefühle/Emotionen	**körperliche Begleitreaktionen**	**Gedanken/ Einschätzungen**	**Körpergefühle**
Freude	Erröten	Unsicherheit	Hunger
Zuneigung	Schwindelgefühl	Misstrauen	Körperschmerz
Gleichgültigkeit	Ohrensausen	Unglaubwürdigkeit	Kälte
Hass	Herzrasen	verhöhnt werden	Durst
Zufriedenheit	Herzstiche	Vertrauen	Druck
Scham	Schwitzen	Einsamkeit	Müdigkeit
Besorgnis	Zittern	Sicherheit	Wärme
Enttäuschung	Atembeschwerden	Verbundenheit	
Angst	Harndrang	Abhängigkeit	
Kummer	Übelkeit	Freiheit	
Niedergeschlagenheit	Kreislaufstörungen	verpflichtet sein ohnmächtig sein	
Trauer	Verstopfung	ausgeliefert sein	
Unzufriedenheit	Kopfschmerzen	gemocht werden	
Panik	Muskelspannung	ausgelacht werden	
Wut	Erblassen	abgelehnt werden	
Liebe	in Ohnmacht fallen		
Ärger			
Abneigung			

Wenn künftig von Emotionen oder Gefühlen die Rede ist, dann sind damit folgende seelischen Gefühlszustände gemeint:

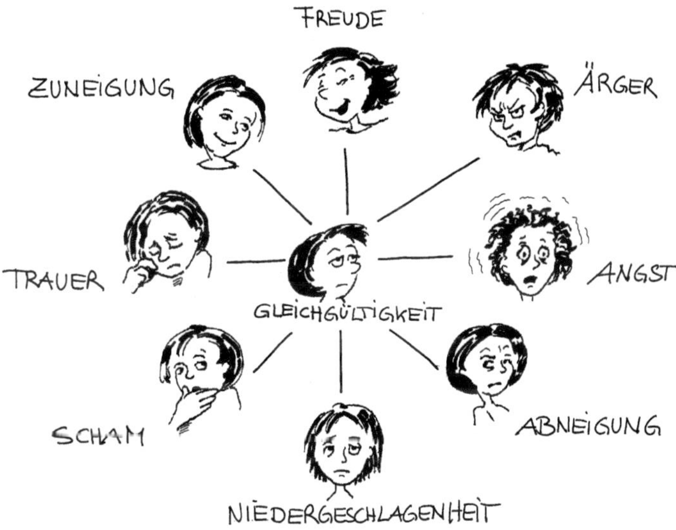

Gefühlsdimensionen

Für diese einzelnen »Gefühlsdimensionen« haben wir unterschiedliche Begriffe parat, die zwar das gleiche Gefühl beschreiben, jedoch in unterschiedlicher Intensität. Solche Gefühlsbenennungen sind vom individuellen Sprachgebrauch geprägt und haben deshalb nur eine rein persönliche Bedeutung. Der nachfolgende Gefühlsstern zeigt deswegen nur *eine mögliche* Einordnung der Emotionsbegriffe, denn nicht nur Opas und Enkel benutzen für dieselbe Sache oft unterschiedliche Worte. Die einzelnen Gefühlsbezeichnungen könnten bei anderen Personen auch in einer veränderten Reihenfolge stehen. Einige Begriffe könnten bei ihnen wegfallen, andere hinzukommen, denn der Wortgebrauch variiert z. B. nach Alter, Geschlecht und sozialer Herkunft.

Das neutrale Gefühl »Gleichgültigkeit« steht in nachstehender Abbildung in der Mitte, weil es keine unterschiedlich starke Gleichgültigkeit gibt, denn egal ist egal, »egaler« existiert ebenso wenig wie »schwangerer« oder »toter«.

Bei allen anderen Gefühlsdimensionen nimmt die Stärke zu, je weiter außen sie auf den Skalen liegen.

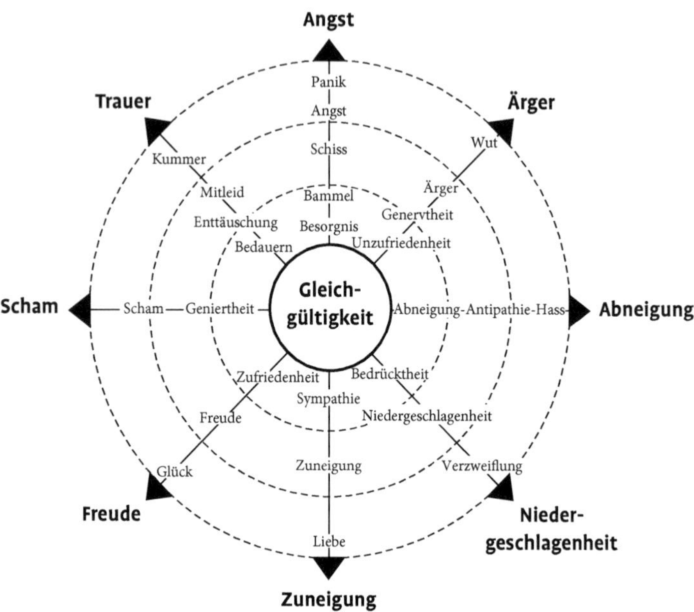

Gefühlsstern. Die Gefühlsintensität der Gefühlsdimensionen kann durch unterschiedliche Begriffe näher bestimmt werden (s. a. **AB 1**).

Wir kennen das ja zur Genüge aus eigener Erfahrung: Gefühle gehen mit mehr oder weniger starker innerer Erregung einher, egal ob wir sie mögen oder nicht. Diesen Erregungspegel bezeichneten wir bereits als das *emotionale Stressniveau*. In der Regel nimmt dieses Stressniveau zu, je stärker wir eine Emotion empfinden. Einzige Ausnahme: Bei Niedergeschlagenheit nimmt die Erregung mit steigender Intensität ab – und damit auch das Stressniveau. Diesen Zusammenhang zeigt die Abbildung des folgenden Gefühlssterns.

Darin wird die Intensität des Gefühls und gleichzeitig auch die des Stressniveaus durch die konzentrischen Kreise dargestellt.

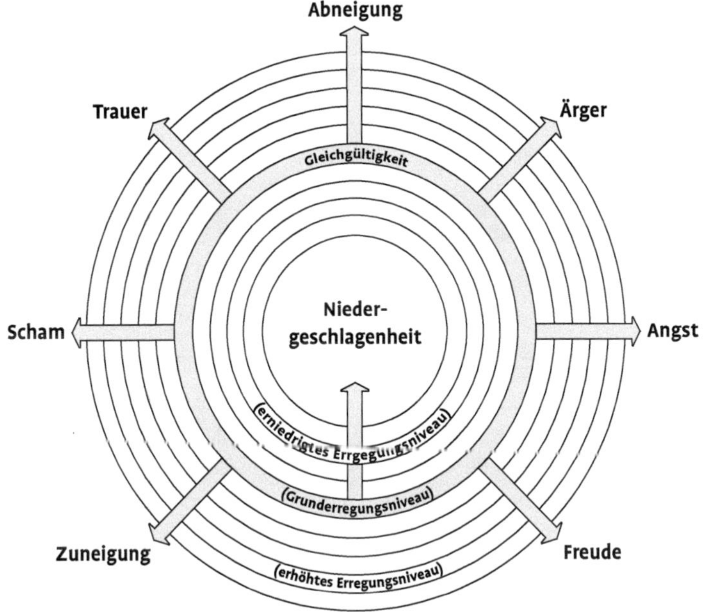

Gefühlsstern mit Einteilung nach dem Erregungsniveau (s. a. **AB 2**)

Künftig benennen wir die unterschiedlichen Gefühlsintensitäten nicht mehr mit unterschiedlichen Begriffen, um nicht jedes Mal prüfen zu müssen, was sie für die jeweilige Person bedeutet, die sie benutzt. Dann müssen wir z. B. nicht mehr nachfragen: »Ist *Schiss* für Sie stärker oder schwächer als *Bammel*?« Stattdessen bezeichnen wir die Gefühlsstärke künftig mit einer Zahl zwischen 1 (sehr schwach) und 10 (maximale Stärke), also beispielsweise Angst (1) für *Besorgnis*, Angst (3) für *Bammel*, Angst (6) für *Muffensausen* und Angst (10) für *Panik*.

Die Verhaltensreaktion (C2)

Die Verhaltensreaktion beschreibt, wie jemand auf die Ausgangssituation hin reagiert, wie er sich daraufhin verhält. Hier soll nur beobachtbares, willkürliches Verhalten beschrieben werden. Reaktionen wie zum Beispiel »ich bekomme Herzrasen«, »das nächste Mal kneife ich nicht« oder »ich mache es morgen« gehören nicht hierher, weil sie körperliche Begleitsymptome des Erregungsanstiegs beschreiben, Vorsätze wiedergeben oder Verhalten beschreiben, das nicht direkt auf die Situation A hin erfolgt.

Das ABC-Modell (s. a. AB 3)

	Was steht hier?	**Mit welchen Fragen finde ich das heraus?**
A Ausgangssituation	Das »objektive« Beschreiben der Situation.	Was kann jeder Mensch ohne Vorwissen in dieser Situation wahrnehmen und beschreiben?
B Bewertungssystem	Alle bewussten und unbewussten Gedanken zum Zeitpunkt A.	**B1. Die persönliche Sichtweise:** Was sehe ich mit meinem Vorwissen, Zielen und persönlichen Geschmack in der Situation? **B2. Schlussfolgerungen und vermutete Konsequenzen:** Was, glaube ich, hat das zu bedeuten? Welche Konsequenzen hat bzw. hätte das für mich und meine Ziele? **B3. Bewertung:** Wie finde bzw. fände ich das?
C Konsequenzen	Mein Gefühl und mein Verhalten auf die Situation A.	**C1. Gefühl:** Welches Gefühl habe ich nach dem Bewerten der Situation? Spüre ich körperliche Begleiterscheinungen? **C2. Verhalten:** Was tue ich daraufhin?

Im zeitlichen Ablauf sieht das dann so aus:

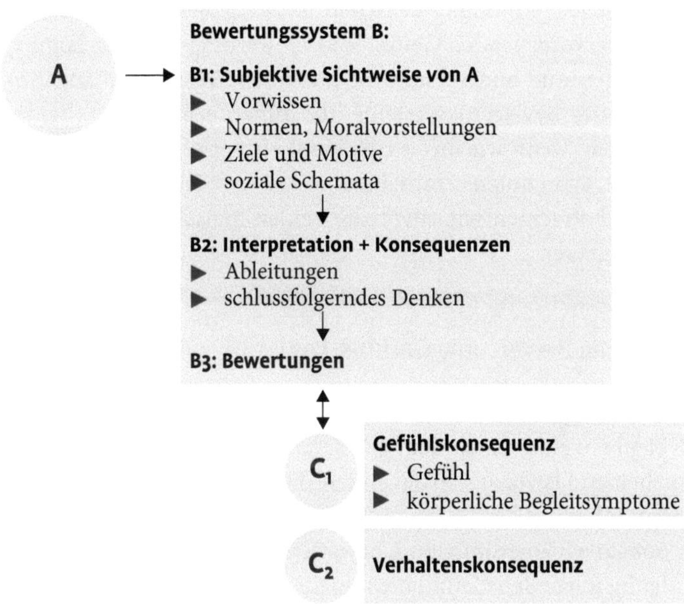

Und jetzt Sie!

Bitte erstellen Sie für die zuvor notierten eigenen Beispiele für Ihr existenzielles Problem nun die dazu gehörigen ABC-Modelle. Nutzen Sie dazu aus dem Anhang das **AB 4:** »ABC-Modell-Aufgabenblatt«.

3.3 Detektivarbeit: eigene Gefahrenkonzepte entdecken

Wir verstehen nun die Zusammenhänge zwischen unserem Denken und unseren Gefühlen. Das ABC-Modell dient uns dabei als Hilfsmittel, um auch automatisch ablaufende Gefahrenkonzepte zu erkennen. Beim Rekonstruieren solcher unbewussten Konzepte nützen uns die Eigenheiten kognitiver Prozesse, d.h. die unseres bewussten und unbewussten Denkens. So können wir zum einen die logische Verbindung zwischen unserem Bewerten und dem daraus hervorgehenden Gefühl (die »Bewertung-Gefühls-Logik«) verwenden und andererseits die logischen Zusammenhänge innerhalb des Bewertungssystems (die »interne B-Logik«). Beides nutzen wir, wenn wir unser Gefahrenkonzept zeitlich rückwärtsgerichtet, »von unten« erarbeiten.

Aber betrachten wir zuvor die beiden logischen Zusammenhänge genauer.

3.3.1 Die Bewertung-Gefühls-Logik

Zwischen unserem Bewerten (B3) und unserer Gefühlsreaktion (C1) gibt es eine »eineindeutige« Beziehung: Sobald eines von beiden bekannt ist, lässt sich das andere daraus logisch schließen. Das besagt inhaltlich:

- Sobald wir eine Situation A bewerten, ist an dem daraus zwangsläufig folgenden Gefühl nicht mehr zu drehen.
- Andererseits lässt sich aus jedem Gefühl eindeutig darauf schließen, wie die zuvor getroffene Bewertung gelautet haben muss.

Prüfen wir diese Behauptungen:

Beispiel • Bewertung-Gefühls-Logik

Welche Gefühlsreaktionen folgen aus Bewertungen wie: »Ausgezeichnet!«, »Mist!«, »Egal«, »Sauerei!«, »Wie peinlich!«, »Schade«, »Das wäre ja schrecklich!« oder »Das ist alles schrecklich und hoffnungslos«?

Daraus ergeben sich zwangsläufig die Gefühle: Freude, Ärger, Gleichgültigkeit, Wut, Scham, Enttäuschung, Angst und Niedergeschlagenheit.

Andererseits ist logisch, dass jemand, der sich ärgert, etwas als *Sauerei, Unverschämtheit, Frechheit* oder ähnlich bewertet haben muss, dass der Ängstliche etwas *gefährlich* gefunden oder dass für ihn etwas *schlimm* oder *peinlich* sein könnte. Der Deprimierte hat etwas als *schrecklich und aussichtslos* betrachtet und bei Scham muss man etwas als *peinlich*, bei Gelassenheit als *egal* und bei Freude als *schön* oder *toll* bewertet haben.

Für die neun Gefühle des Gefühlssterns erhalten wir so folgende eineindeutige Bewertungen:

Die Bewertung-Gefühls-Logik

Bewertung:	**Gefühl:**
Das finde ich toll!	Freude
Das finde ich unverschämt/Mist!	Ärger
Das finde ich egal.	Gleichgültigkeit
Das finde ich peinlich!	Scham
Das finde ich schade/furchtbar.	Enttäuschung/Trauer
Das fände ich schrecklich/peinlich/ Mist!	Angst
Das finde ich schrecklich und hoffnungslos.	Deprimiertheit
Den/die finde ich ätzend. Den/die finde ich toll.	Abneigung/Zuneigung

3.3.2 Die interne B-Logik

Die einzelnen Teile in unserem Bewertungssystem laufen zeitlich nacheinander ab. Dieser Ablauf, seine interne Logik, lässt sich nutzen, wenn wir unseren eigenen Denkmustern auf die Schliche kommen wollen. Er erweist sich als äußerst hilfreich beim Rekonstruieren und beim logischen Prüfen von Bewertungsprozessen, denn jede Bewertung (B3) lässt bei den Schlussfolgerungen und vermuteten persönlichen Konsequenzen (B2) bestimmte Inhalte erwarten. Wenn jemand z. B. bei B3 etwas schlimm fände, muss er zuvor eine Gefahr geschlussfolgert haben. Diese müsste dann in B2 auftauchen (das, was er so schlimm *fände*). Steht bei B3 die Bewertung *schade*, dann muss in B2 der Verlust beschrieben sein (das, was man so schade findet).

Tauchen diese Inhalte bisher nicht im Bewertungssystem auf, gilt es, sie zu erfragen. Wie das für einzelne Emotionen geschieht, zeigt uns nachfolgende Übersicht. In ihr sind für alle Bewertungen die Fragen angeführt, mit denen sowohl die zuvor gefällten Schlussfolgerungen und vermuteten persönlichen Konsequenzen (B2) als auch die vorangegangenen persönlichen Sichtweisen (B1) zu ermitteln sind.

Die interne Logik von Bewertungssystemen (s. AB 5)

B3	Frage nach B2	Frage nach B1
toll, schön	Was finde ich toll? Worin besteht der Gewinn?	Wie komme ich darauf, dass es ein Gewinn ist?
Sauerei, unverschämt	Was finde ich eine Sauerei? Welche Norm wurde verletzt?	Wie komme ich darauf, dass es anders sein müsste?
peinlich	Was finde ich peinlich? Gegen welche Norm verstoße ich?	Wie komme ich darauf, dass es peinlich ist?
schade, schlimm	Was finde ich so schlimm? Worin besteht der Verlust?	Wie komme ich darauf, dass es ein Verlust ist?
hoffnungslos und furchtbar	Was finde ich so hoffnungslos, furchtbar und sinnlos?	Wie komme ich darauf, dass es hoffnungslos ist?

Der/die/das finde ich toll.	Was finde ich an der/dem so toll?	Wie komme ich darauf, dass es toll für mich ist?
Das fände ich furchtbar.	Was wäre daran so furchtbar? Was befürchte ich?	Wie komme ich darauf, dass es so furchtbar wäre?
egal	Was ist mir egal?	Wie komme ich darauf, dass es mir nichts bedeutet?
Der/die/das finde ich ätzend.	Was finde ich an dem/der ätzend?	Wie komme ich darauf, den nicht zu mögen?

Besonderheiten beim Rekonstruieren von Gefahrenkonzepten

Die oben beschriebenen Zusammenhänge gelten ebenso, wenn es sich bei den zu rekonstruierenden Denkmustern um Gefahrenkonzepte handelt. Dann lässt sich sogar noch präziser auf die Inhalte schließen, die bei B1 (persönliche Sichtweise) und B2 (Schlussfolgerungen und vermutete persönliche Konsequenzen) zu erwarten sind, denn sowohl bei B1 als auch bei B2 müssen dann vermutete Gefahren auftauchen, die wir mit der Situation A verbinden:

- In B1 stehen z. B. die Familienkonzepte, soziale und kulturelle Normen und allgemeine Glaubensgrundsätze, die wir heranziehen, wenn wir Situationen auf Gefahren abchecken (z. B. die gelernte Norm »Vertrauen ist gut, Kontrolle ist besser!«, das Vorwissen »Am Herzinfarkt kann man sterben!« oder das persönliche Ziel »Ich will jetzt nicht sterben!«).
- In B2 stehen die konkreten Gefahren, die wir in der Situation A für unsere Existenz erkennen, in Form von vermuteten persönlichen Konsequenzen (z. B. »Weil mein Herz schneller schlägt, muss ich jetzt am Herzinfarkt sterben.«).

Beispiel • Das Rekonstruieren eines Gefahrenkonzepts

Reagiert jemand in einer Situation mit Todesangst, muss bei B2 stehen, wodurch man das Leben gerade bedroht sieht und bei B1, wie man darauf kommt, dass die Situation A lebensgefährlich ist.

Stehen diese Zusammenhänge dort nicht, können wir sie folgendermaßen erfragen:

- Bei B2: Was halte ich in dieser Situation für lebensgefährlich?
- Bei B1: Wie komme ich darauf, dass es lebensgefährlich ist?

3.3.3 Das Rekonstruieren eines Gefahrenkonzepts »von unten«

Denkmuster lassen sich mithilfe des ABC-Modells sowohl dem tatsächlichen Zeitablauf folgend, mit der persönlichen Sichtweise beginnend »von oben«, als auch »von unten«, von der Gefühlsreaktion ausgehend und entgegen dem tatsächlichen Verlauf erstellen.

ABC-Modell »von oben« erstellen:
A → B1 → B2 → B3 → C1

ABC-Modell »von unten« erstellen:
A → C1 → B3 → B2 → B1

Beim Rekonstruieren unbewusster Gefahrenkonzepte nutzt man den Weg »von unten«, da die meisten leichter ihre Gefühlsreaktion erkennen können als die Gedanken, denen sie dieses Gefühl zu verdanken haben.

Vorgehen beim Rekonstruieren »von unten«
Ausgehend von der Gefühlsreaktion beginnt man, das Bewertungssystem mithilfe der Bewertung-Gefühls-Logik »von unten« zu rekonstruieren.

Rekonstruieren von B3. Kann man die Emotion in einer Situation (A) benennen, ohne aber die zuvor abgelaufenen Gedanken zu erinnern, lässt sich die zum genannten Gefühl passende Bewertung mit Hilfe der Bewertung-Gefühls-Logik logisch erschließen (s. hierzu die Übersicht in Abschnitt 3.3.1).

Rekonstruieren von B2. Von der Bewertung (B3) ausgehend lassen sich die dazu gehörigen Schlussfolgerungen und vermuteten persönlichen Konsequenzen (B2) erfragen (s. hierzu die Übersicht in Abschnitt 3.3.2). Ohne *genau* erschließen zu können, was unter B2 steht, lässt sich doch zumindest ein logischer Zusammenhang herstellen und beim Rekonstruieren des eigenen B2 nutzen, denn jede Emotion lässt einen bestimmten Inhalt bei B2 erwarten (s. »Die interne Logik von Bewertungssystemen« in Abschnitt 3.3.2.)

Rekonstruieren von B1. Zur persönlichen Sichtweise (B1) gehören die eigenen Ziele, Normen, Lebensregeln, Konzepte und Erfahrungen. Diese individuelle Sichtweise in einer Situation lässt sich mit der Frage »Wie komme ich darauf, was ich in B2 (meinen Schlussfolgerungen und vermuteten persönlichen Konsequenzen) abgeleitet habe?« Denn B2 beschreibt die eigenen Schlussfolgerungen aus B1. Obige Frage soll klären, aus welchen persönlichen Sichtweisen man diese Schlussfolgerungen gezogen hat.

Betrachten wir drei Beispiele, um dieses Vorgehen zu verdeutlichen.

3.3.4 Beispiele für das Rekonstruieren eigener Gefahrenkonzepte

Herr Herzog erarbeitet sein Gefahrenkonzept
Herrn Herzog kennen wir bereits aus Abschnitt 1.3 als Vertreter eines Sicherheitsdenker-Gefahrenkonzepts. Er möchte auf keinen Fall *jetzt* sterben und versucht, dies mit Hilfe von Sicherheitsver-

halten zu erreichen. Seine Befürchtungen beziehen sich hauptsächlich auf die Möglichkeit, an einem Herzinfarkt zu sterben. In den letzten 6 Monaten hat er bereits acht Mal unterschiedliche Herzspezialisten aufgesucht, um eine Herzerkrankung ausschließen zu lassen. Alle Ergebnisse waren ohne Befund. Dennoch scheint es ihm, als würden seine Herzsymptome zunehmen, sodass er an die Untersuchungsergebnisse nicht glauben mag. In den letzten Wochen wurde es sogar so schlimm, dass er vier Mal den Notarzt gerufen hat, zwei Mal nachts zu Hause, zwei Mal tagsüber in der Firma. Auch die Notärzte stellten keine Herzerkrankung fest.

Heute versucht Herr Herzog, seinem Gefahrenkonzept auf die Spur zu kommen, das er in seinen typischen Problemsituationen anwendet. Dazu nutzt er das ABC-Modell:

Situation (A):	Es ist 14:30 Uhr, ich sitze in der Firma am Schreibtisch und halte das Blutdruckmessgerät in der Hand.
Bewertung (B):	(bewusste Gedanken:) Ich spüre schon wieder dieses Herzklopfen. Ich will nicht am Herzinfarkt sterben.
Gefühl (C1):	Angst (Stärke 8/10)
Verhalten (C2):	Ich lege die Manschette des Blutdruckmessgeräts um meinen Oberarm und schalte das Gerät ein.

Herr Herzog merkt selbst, dass da noch etwas fehlt, um sein starkes Angstgefühl zu erklären. Er versucht nun, sein dafür verantwortliches Gefahrenkonzept »von unten« zu rekonstruieren. Folgen wir seinen Gedankengängen:

Bewertung (B3):»*Wenn ich so starke Angst spüre, muss ich etwas Furchtbares befürchtet haben.*« (Herzog schließt über die Bewertung-Gefühls-Logik von seinem Gefühl Angst auf die eindeutig dazu passende Bewertung und notiert: B3 = Das wäre furchtbar!)

Schlussfolgerungen und vermutete persönliche Konsequenzen (B2): *»Was empfand ich denn in dem Moment als extrem gefährlich...? Ich habe befürchte, womöglich gleich sterben zu müssen.«* (Herzog notiert: B2 = Das ist extrem gefährlich. Womöglich muss ich gleich sterben!)

Persönliche Sichtweise (B1): »Wie komme ich darauf, dass ich womöglich gleich sterben muss? Das liegt an meinem Herzrasen. Das kann ein Zeichen für einen kommenden Infarkt sein. Am Herzinfarkt kann man sterben.« (Er notiert: B1 = Das Herzklopfen kann ein Zeichen für einen kommenden Infarkt sein. Am Herzinfarkt kann man sterben.)

»Hm, damit hätte ich jetzt mein Bewertungssystem zusammen ..., so denke ich zwar auch, aber irgendetwas stimmt da noch nicht ... (Herzog grübelt) ... Ha! Stimmt: Mein Gefahrenkonzept taucht hier ja noch nirgends auf.«

Herr Herzog hat hier zum Glück selbst gemerkt, was viele Menschen übersehen, die mit Todesangst reagieren: Häufig können sie sich zwar an eine Gefahrenzuschreibung erinnern, nicht jedoch auf das dahinterstehende, dafür verantwortliche Konzept. (Solche überdauernden Konzepte stehen immer in B1.)

»Hm, ...klar kann man an einem Herzinfarkt sterben. Ich könnte auch gleich von einem abstürzenden Satelliten getroffen werden und sterben. Wieso habe ich davor keine Angst? ...Okay, das halte ich für unwahrscheinlich. Aber wie komme ich darauf, dass ich gleich an einem Herzinfarkt sterben könnte? ...Nun gut, das Herzklopfen könnte ein Indiz dafür sein. Alle Ärzte haben zwar gesagt, mein Herz sei gesund und es sei höchst unwahrscheinlich, dass ich demnächst einen Infarkt bekomme. Aber irgendwie reicht mir das nicht. Ich will nicht sterben und brauche absolute Sicherheit davor, nicht gleicht an einem Infarkt sterben zu müssen!« Herzog notiert sein neues B1, dass nun auch sein Gefahrenkonzept (»Ich brauche Sicherheit!«) enthält:

B1 = Das Herzklopfen kann ein Zeichen für einen kommenden Infarkt sein. Am Herzinfarkt kann man sterben. Alle Ärzte haben zwar gesagt, mein Herz sei gesund und es sei allerhöchst unwahrscheinlich, dass ich demnächst einen Infarkt bekomme. Aber ich will sicher sein! Ich will nicht sterben und brauche absolute Sicherheit davor, nicht gleicht an einem Infarkt sterben zu müssen!

Damit hat Herzog sein komplettes Bewertungssystem rekonstruiert. Im zeitlich korrekten Ablauf sieht es so aus:

Beispiel • Das ABC-Modell von Herrn Herzog im zeitlichen Ablauf

A: Es ist 14:30 Uhr, ich sitze in der Firma am Schreibtisch und halte das Blutdruckmessgerät in der Hand.

B1.: Das Herzklopfen kann ein Zeichen für einen kommenden Infarkt sein. Am Herzinfarkt kann man sterben. Alle Ärzte haben zwar gesagt, mein Herz sei gesund und es sei allerhöchst unwahrscheinlich, dass ich demnächst einen Infarkt bekomme. Ich will nicht sterben und brauche deswegen absolute Sicherheit, nicht gleicht an einem Infarkt sterben zu müssen!

B2.: Das ist extrem gefährlich. Womöglich muss ich gleich sterben!

B3.: Das wäre furchtbar!

C1.: Angst (Stärke 8/10)

C2.: Ich lege die Manschette des Blutdruckmessgeräts um meinen Oberarm und schalte das Gerät ein.

Fazit

Prüfen Sie Ihr Bewertungssystem immer daraufhin, ob Sie darin auch Ihr Gefahrenkonzept beschrieben haben. Achten Sie dabei darauf, dass dies in Ihrem Problem-ABC sowohl in B1 als auch in B2 deutlich wird.

Frau Reinlich erarbeitet ihr Gefahrenkonzept

Auch Frau Reinlich kennen wir aus Abschnitt 1.3. Sie klagt über Todesangst, die sie immer dann erlebe, wenn zu Hause nicht alles picobello sauber sei. Wenn sie nach Hause komme, lasse sie die Schuhe vor der Wohnungstür. Sie ziehe sie sich dann aus und wasche sich gründlich. Die draußen getragene Kleidung käme in einen Plastiksack für die Kochwäsche. Alle Gegenstände und Einkäufe, die in die Wohnung getragen werden, sterilisiere sie sofort mit Desinfektionsmitteln. Fasse jemand etwas an, reinige sie es sofort danach. Dasselbe Verhalten erwarte sie auch vom Ehemann und den Kindern. Die rebellierten jedoch in letzter Zeit zunehmend gegen ihre Forderungen. Besuch werde prinzipiell nicht eingeladen, weil der Krankheitserreger einschleppen könnte.

Wegen der zunehmenden Beziehungsprobleme und ihrer ständigen Überforderung, die Wohnung so sauber zu halten, wie sie es für notwendig halte, hat Frau Reinlich sich entschieden, ihrem existenziellen Problem mithilfe einer Therapie zu Leibe zu rücken. In die heutige Therapiestunde bringt sie als Hausaufgabe folgendes ABC-Modell zu einer ihrer Problemsituationen mit.

Ausgangssituation A:	Meine Tochter kommt nach Hause und geht direkt in ihr Zimmer und lässt sich stöhnend auf ihr Sofa fallen.
Persönliche Sichtweise B1:	Sie hat schon wieder ihre Straßenklamotten nicht ausgezogen. Die sind voller Erreger. Sie weiß doch, wie gefährlich das ist.
Schlussfolgerungen und vermutete persönliche Konsequenzen B2:	Sie soll sich gefälligst an die Regeln halten!
Bewertung B3:	Sauerei
Gefühlsreaktion C1:	Ärger (Stärke 9/10)
Verhaltensreaktion C2:	Ich schreie: »Zieh sofort deine dreckigen Klamotten aus! Und dann desinfiziere gefälligst den Flur, dein Zimmer und dein Sofa!«

Auch dieses ABC-Beispiel erklärt noch nicht, nach welchem Gefahrenkonzept Frau Reinlich lebt. Um dies zu rekonstruieren, bespricht der Therapeut (T) zusammen mit Frau Reinlich (R) deren ABC-Modell »von unten«.

	Dialog:	**Kommentar:**
T:	Dann lesen Sie mir doch bitte Ihr ABC-Beispiel vor.	T lässt sich von R das Modell vorlesen, um es durch deren Betonung ihrer Worte besser zu verstehen.
R:	(Liest das ABC-Beispiel vor.)	
T:	Hm, ist das ein Beispiel für Ihr existenzielles Problem?	T erkennt in diesem Ärger-ABC noch keinen Bezug zu Rs existenziellem Problem und versucht, diesen nun aufzudecken.
R:	»Ja, doch... (stutzt) …allerdings kommt meine Angst hier ja noch gar nicht zum Ausdruck…	
T:	Was möchten Sie denn in erster Linie verändern: Ihre Ärgerreaktion oder Ihre Todesangst?	T versucht, zum existenziellen Problem zurückzukehren.
R:	Na, natürlich die Todesangst! Das ist ja mein wichtigstes Problem.	
T:	Okay, dann schlage ich vor, dass Sie Ihr ABC-Modell so umstellen, dass darin auch Ihre Angst vorkommt. Einverstanden?	Wie zuvor

Sie hatten es sicherlich auch schon bemerkt: Im ABC-Beispiel von Frau Reinlich geht es gar nicht um ein existenzielles Problem, sondern um eine Ärgerreaktion. Viele, die mit Ärger reagieren, übersehen dabei, dass der Ärger sich häufig auf eine Schuldzuweisung für ein vorangegangenes Gefühl bezieht. Sie machen dann andere für ein Gefühl verantwortlich. Inzwischen wissen wir, wie unangemessen so etwas ist, da ja jeder »seiner eigenen Gefühle Schmied« ist.

Wenn man sich über den »Verursacher« eines vorangegangenen Gefühls ärgert, fällt die Ärgerreaktion dabei regelmäßig stärker aus, als das vorangegangene Gefühl, denn sonst würde es dieses nicht überdecken können – und das ist ja meist der Sinn dabei: Man muss dann z.B. die Todesangst nicht spüren und aushalten, lieber ärgert man sich stattdessen über andere.

Fazit

Prüfen Sie Ärgerreaktionen immer daraufhin, ob Sie gerade jemanden für Ihre Todesangst oder deren körperliche Begleitreaktion (z.B. für Zittern oder Herzrasen) verantwortlich machen. Wenn ja, rekonstruieren Sie den vorangegangenen Gedanken mithilfe eines ABC-Modells. Achten Sie darauf, dass sowohl in B1 als auch in B2 der Bezug zum existenziellen Problem deutlich wird.

Zur nächsten Therapiestunde bringt Frau Reinlich folgendes ABC-Beispiel mit und liest es ihrem Therapeuten vor:

Ausgangssituation A:	Meine Tochter kommt nach Hause und geht direkt in ihr Zimmer und lässt sich stöhnend auf ihr Sofa fallen.
Persönliche Sichtweise B1:	Sie hat schon wieder ihre Straßenklamotten nicht ausgezogen. Die sind voller Erreger. Das ist gefährlich.

Schlussfolgerungen und vermutete persönliche Konsequenzen B2:	Ich könnte mich infizieren!
Bewertung B3:	Das wäre furchtbar!
Gefühlsreaktion C1:	Angst (Stärke 8/10)
Verhaltensreaktion C2:	Ich greife nach dem Desinfektionsmittel und laufe meiner Tochter hinterher.

	Dialog:	**Kommentar:**
T:	Verstehe ich das richtig: In der Situation reagieren Sie mit Angst in der Stärke 8, weil Sie es furchtbar fänden, wenn Sie sich infizieren?	T erkennt, dass auch in diesem ABC-Modell das Gefahrenkonzept der C noch fehlt. Er erarbeitet die fehlenden Teile von Rs Bewertungssystem nun »von unten« über die Bewertung-Gefühls-Logik.
R:	Ja, genau.	
T:	Hm, was genau wäre denn daran so furchtbar?	T versucht, den vermuteten Bezug zu Rs existenziellem Problem aufzudecken.
R:	Na Sie können fragen! Daran kann man umkommen!	
T:	Ja, das wäre theoretisch möglich. Wie hoch schätzen Sie denn in dem Moment die Gefahr ein?	T konzediert die mögliche Bedrohung. R soll die Wahrscheinlichkeit für die Gefahr angeben.
R:	Also, wenn ich ehrlich bin, in dem Moment halte ich das für ziemlich gefährlich!	

	Dialog:	Kommentar:
T:	So gefährlich, dass Sie sich in Todesangst versetzen?	T versucht erneut, den Bezug zum existenziellen Problem aufzudecken.
R:	Ja.	
T:	Wie hoch dürfte die Wahrscheinlichkeit denn sein, damit Sie sich nicht in Todesangst versetzen?	T versucht nun, das Gefahrenkonzept von R zu erfragen.
R:	Die wäre nur weg, wenn ich sicher wäre, dass es ungefährlich ist.	
T:	Hm, … das klingt ja fast so, als würden Sie sagen: Ich brauche Sicherheit, um keine Todesangst zu haben. Stimmt das?	Wie zuvor
R:	Ja, doch. Schon.	
T:	Ah ja, dann verstehe ich jetzt, weshalb Sie in der Situation so ängstlich reagieren: Sie befürchten, sterben zu müssen, wenn es nicht sicher ist. Wie könnte dann in dem Moment Ihr Gefahrenkonzept lauten?	Wie zuvor
R:	Ich brauche Sicherheit.	
T:	Ja, das klingt schlüssig. Ich schlage vor, dass Sie dieses Konzept noch zu B1 dazusetzen. Dann ist die interne Logik Ihres Gedankens vollständig.	R soll ihr vervollständigtes ABC-Modell erstellen.

Beispiel

Frau Reinlichs rekonstruiertes Bewertungssystem sieht in ABC-Form nun so aus:

Ausgangssituation A:	Meine Tochter kommt nach Hause und geht direkt in ihr Zimmer und lässt sich stöhnend auf ihr Sofa fallen.
Persönliche Sichtweise B1:	Sie hat schon wieder ihre Straßenklamotten nicht ausgezogen. Die sind voller Erreger. Das ist gefährlich, daran könnte ich sterben. *Ich brauche Sicherheit, denn ich will nicht sterben!*
Schlussfolgerungen und vermutete persönliche Konsequenzen B2:	Ich könnte mich infizieren und sterben!
Bewertung B3:	Das wäre furchtbar!
Gefühlsreaktion C1:	Angst (Stärke 8/10)
Verhaltensreaktion C2:	Ich greife nach dem Desinfektionsmittel und laufe meiner Tochter hinterher.

Herr Seliger erarbeitet sein Gefahrenkonzept

Wenn Sicherheitsdenken und -konzepte auf Glaubensfragen stoßen, ergibt das eine ganz besonders explosive Mischung. Ein Beispiel hierfür liefert Herr Seliger (72 Jahre, verwitwet, Rentner). Er komme in die Beratung, weil er unter Nervosität und massiven Schlafproblemen leide. Er sorge sich davor zu sterben, ohne dass es zurzeit einen organischen Befund gäbe, der auf eine lebensbedrohende Erkrankung hinweise.

Herr Seliger wuchs in einem streng katholischen orientierten Elternhaus auf. Mit 21 Jahren sei er aus der Kirche ausgetreten.

Danach habe er ca. 15 Jahre als Sannyas gelebt und Bhagwan Shree Rajneesh verehrt – bis ihm auch hier Zweifel gekommen seien. Nach einem »kurzen Schlenker« – er habe sich einige Jahre für die Scientologen interessiert – habe er sich mit dem Hinduismus und dem Islam befasst. Bei beidem sei er letztendlich jedoch nicht »heimisch« geworden. Vor ca. 20 Jahren sei er dann über Freunde dem Buddhismus nahegekommen und habe sich seitdem als Buddhist gesehen. Seit einigen Jahren plagten ihn jedoch wieder vermehrt Zweifel, ob er sich richtig entschieden habe.

Er habe in seinem Leben sicherlich häufig gesündigt und könne womöglich noch weitere Fehler begehen. Er wisse einfach nicht, was richtig und falsch ist, wonach er leben und sich verhalten soll. Er fürchte, dem falschen Glauben anzuhängen und dann drohe ihm womöglich ewige Verdammnis.

Beispiel

Zur heutigen Sitzung hat Herr Seliger folgendes ABC-Beispiel mitgebracht:

Ausgangssituation A:	Heute Morgen um 3:20 Uhr, ich liege wach im Bett.
Persönliche Sichtweise B1:	In meinem Alter kann man jederzeit sterben. Ich weiß nicht, was mich danach erwartet, ob ich ein dem Schöpfer gefälliges Leben geführt habe.
Schlussfolgerungen und vermutete persönliche Konsequenzen B2:	Falls ich das Falsche geglaubt und getan habe, könnte ich womöglich dafür ewig bestraft werden!
Bewertung B3:	Das wäre furchtbar!
Gefühlsreaktion C1:	Angst (Stärke 7/10)
Verhaltensreaktion C2:	Ich schlucke eine Schlaftablette.

Das haben Sie richtig erkennt: Auch Herr Seliger hat in sein persönliches Gefahrenkonzept noch nicht in B1 benannt. Mit seiner Unfähigkeit, nicht objektiv zwischen richtig und falsch unterscheiden zu können, ist er nicht allein: Niemand von uns kann das. Glauben heißt eben genau dies: es nicht zu wissen. Da aber nicht alle von uns so wie Herr Seliger reagieren, muss er etwas anders machen. Diesen Unterschied finden wir in seinem verwendeten Gefahrenkonzept. Wo andere vielleicht wünschten, sie wüssten was richtig ist, hat Herr Seliger dies zu einer unerbittlichen Forderung gemacht: Es muss es unbedingt wissen, damit er vor Strafe sicher ist.

Dieses Beispiel zeigt uns nochmals deutlich, dass die Situation A nicht für Herrn Seligers Gefühlsreaktion verantwortlich ist: Selbst er findet die Situation »Heute Morgen um 3:20 Uhr, ich liege wach im Bett« nicht bedrohlich. In Todesangst versetzt er sich ausschließlich dadurch, was er zu diesem Zeitpunkt befürchtet.

Im Gespräch mit dem Therapeuten wird das bisher noch fehlende Gefahrenkonzept erarbeitet und in das ABC-Modell eingefügt:

Ausgangssituation A:	Heute Morgen um 3:20 Uhr, ich liege wach im Bett.
Persönliche Sichtweise B1:	In meinem Alter kann man jederzeit sterben. Ich weiß nicht, was mich danach erwartet, ob ich ein dem Schöpfer gefälliges Leben geführt habe. *Ich muss unbedingt wissen, was richtig und was falsch ist, damit ich sicher vor ewiger Strafe bin!*
Schlussfolgerungen und vermutete persönliche Konsequenzen B2:	Falls ich das Falsche geglaubt und getan habe, könnte ich womöglich dafür auf ewig bestraft werden!

Bewertung B3:	Das wäre furchtbar!
Gefühlsreaktion C1:	Angst (Stärke 7/10), Herzklopfen, innere Unruhe
Verhaltensreaktion C2:	Ich schlucke eine Schlaftablette.

Wir sehen: Erst die jeweiligen Gefahrenkonzepte (die in den obigen Beispielen *kursiv* sind) führen zu den emotionalen Turbulenzen in Form von Todesangst.

Und jetzt Sie!

Prüfen Sie nun, ob Ihre zuvor erstellten ABC-Modelle komplett sind und Ihr eigenes Gefahrenkonzept enthalten. Falls nicht, erarbeiten Sie es nun auf dem Weg »von unten«.

Achten Sie dabei darauf, dass die ABC-Modelle inhaltlich logisch sind und dass sowohl bei B1 als auch bei B2 der Bezug zu Ihrem existenziellen Problem deutlich wird. Nutzen Sie hierzu das **AB 5**.

4 Das Ziel: angemessene Gefühls- und Verhaltensreaktionen bei Unsicherheit und Gefahr

4.1 Angemessene Veränderungsziele formulieren

Wir haben bisher gesehen, wie man es besser *nicht* macht, wenn man unnötige emotionale Probleme vermeiden will: Man sollte vorhandene Gefahren nicht unrealistisch hoch einschätzen und damit aufhören, etwas zu fordern, was es nicht gibt: z. B. Sicherheit, Kontrolle oder eine Garantie dafür, etwas objektiv richtig zu machen. Zu wissen, was man *nicht* tun sollte, ist allerdings noch keine Lösung. Was uns jetzt noch fehlt, ist eine sinnvolle Alternative zum Unsinnigen. Wie wollen wir künftig mit potenzieller Lebensgefahr, Ausgeliefertsein und Unsicherheit angemessen umgehen? Die Antwort auf diese Frage steht in unseren Veränderungszielen.

Wir haben schon häufiger die Unterschiedlichkeit von Menschen festgestellt. Sie unterscheiden sich in ihrer persönlichen Realität (s. Abschn. 3.2.2), in ihren Lebenszielen, Moralvorstellungen und den politischen und sozialen Ansichten oder ganz allgemein in ihrem Geschmack. Es ist daher nicht zu erwarten, dass es für alle dieselbe richtige Lösung gibt. Im Gegenteil: Das ist *unmöglich.*

Fazit

Um entscheiden zu können, welche Veränderungsziele für jemanden »richtig« sind, muss man zunächst dessen persönlichen Einstellungen und Lebensziele kennen.

Gefühls- und Verhaltensziele

Wenn wir darangehen, für unsere Todesangstproblem-Beispiele sinnvolle Gefühls- und Verhaltensziele aufzustellen, müssen wir uns zuerst unsere Ober- und Lebensziele verdeutlichen, denn die sollen ja durch unsere Unterziele, unsere Situationsziele erreicht und nicht behindert oder gar blockiert werden. Wer es also bisher noch nicht getan hat, sollte sich nun überlegen, wie und womit er den verbleibenden Rest seines Daseins ausfüllen will.

Das ist so wie beim Autofahren: Prinzipiell kann man an keiner Kreuzung falsch abbiegen – allerdings auch nicht richtig. Beides geht erst, wenn man sich auf ein Ziel festlegt. Erst dann kann man entscheiden, ob man dafür den richtigen oder falschen Weg eingeschlagen hat.

Blicken wir bei unseren Ober- oder Lebenszielen durch, sind wir gut gewappnet, um nun auch unsere Unterziele für die ABC-Problemsituationen zu bestimmen. (Wer beim Aufstellen der eigenen Lebensziele Unterstützung benötigt, findet hierzu einen Literaturhinweis im Anhang.)

Wenn wir in Alltagssituationen etwas entscheiden, geht es meist um Unterziele, um etwas, was wir in diesem Moment erreichen oder vermeiden möchten. Um dies im ABC-Modell zu berücksichtigen, erweitern wir es um die *Ziele* (Z). Sie beschreiben, wie wir künftig unter Berücksichtigen unserer Oberziele in diesen Situationen gefühls- und verhaltensmäßig reagieren wollen.

So wie wir zuvor unsere Reaktionen auf die Bewertung B3 in eine Gefühls- und eine Verhaltenskonsequenz unterschieden haben, unterteilen wir auch die Ziele in ein Zielgefühl und ein Zielverhalten.

- **Das Zielgefühl** (oder kurz Z1) beschreibt, welche Emotion wir in einer Situation für angemessen halten.
- **Das Zielverhalten** (Z2) gibt an, welches Verhalten wir in dieser Situation im Hinblick auf unsere Oberziele sinnvoll finden.

Um dies zu verdeutlichen, betrachten wir nun, wie Herr Herzog, Frau Reinlich und Herr Seliger *ihre* Veränderungsziele bestimmen.

Beispiel • Das Erstellen von Veränderungszielen

Herr Herzogs Veränderungsziele. Herr Herzog hat für seine typische Problemsituation folgende alternative Reaktionen aufgestellt:

Ausgangssituation:	Es ist 14:30 Uhr, ich sitze in der Firma am Schreibtisch und halte das Blutdruckmessgerät in der Hand.
Zielgefühl:	Gelassenheit
Zielverhalten:	Ich packe das Gerät ganz gelassen wieder in die Schublade.

Frau Reinlichs Veränderungsziele. Auch Frau Reinlich hat sich neue Ziele gesetzt. In der heutigen Therapiestunde legt sie diese ihrem Therapeuten vor:

Ausgangssituation:	Meine Tochter kommt nach Hause und geht direkt in ihr Zimmer und lässt sich stöhnend auf ihr Sofa fallen.
Zielgefühl:	Angst 4/10
Zielverhalten:	Ich sage: »Denk bitte an unser aller Gesundheit und zieh deine Schuhe und die schmutzigen Sachen aus. Danach mach' bitte den Flur und dein Zimmer wieder sauber.«

Herr Seligers Veränderungsziele. Herr Seliger hat sich künftig folgende alternative Reaktionen vorgenommen:

Ausgangssituation:	Heute Morgen um 3:20, ich liege wach im Bett.
Zielgefühl:	Ärger (5/10)
Zielverhalten:	Ich schlucke eine Schlaftablette.

»Hm…«, werden Sie denken.

Gut, dass Sie es auch gemerkt haben: Hier stimmt etwas nicht. Besser, wir prüfen erst einmal, ob das wirklich zielführende, angemessene Reaktionen sind, bevor die drei in eine falsche Richtung laufen.

4.2 Veränderungsziele prüfen

Unsere persönlichen Ziele bilden den Maßstab, mit dem wir unsere Gefahrenkonzepte und andere Denkmuster auf Angemessenheit prüfen. Aber leider können auch die Ziele selbst unangemessen sein. Und was anhand eines untauglichen Maßstabs entschieden wird, kann natürlich nicht zu den gesuchten sinnvollen Alternativen führen und emotionale Turbulenzen vermeiden. Wir achten also darauf, dass die Ziele selbst angemessen und an unseren Oberzielen und Moralvorstellungen ausgerichtet sind.

Betrachten wir die wichtigsten Fehlermöglichkeiten beim Formulieren der Ziele nun genauer, damit wir nicht auch in eine dieser Fallen tappen.

Lern- und Wunsch- oder Könnerziele

Lernziele sind Vorhaben, die grundsätzlich erreichbar sind, wenn wir den dafür notwendigen Einsatz leisten.

Wunsch- oder Könnerziele beschreiben etwas, was vielleicht ebenfalls prinzipiell erreichbar wäre, was allerdings ohne lästigen Aufwand, ohne den dafür nötigen Einsatz erreicht werden soll, z. B. das Könnerziel »Ich möchte gelassener *sein* – von üben war nicht die Rede!«. Manche Wunschziele könnten zwar zufällig eintreten, wie z. B. »Ich werde 100 Jahre alt« oder »Ich habe keinen Krebs«, aber sie stehen nicht in der eigenen Entscheidungs- und Handlungsmacht. Allenfalls könnte man etwas tun, um die Wahrscheinlichkeit zu erhöhen, dass der erhoffte Fall eintritt. Wunschdenker warten jedoch passiv darauf, dass ihre Ziele eintreten und hadern sonst mit dem Schicksal oder der Umwelt.

Dass Wunsch- oder Könnerziele gegen Todesangst nichts bewirken können, ist wohl allen klar. Achten wir also beim Formulieren unserer Ziele stets darauf, dass wir sie als Lernziele formulieren. Dies senkt die Wahrscheinlichkeit, dass wir unsinnigerweise nur darauf warten, dass sie irgendwann von selbst eintreten.

Utopische Ziele

Utopische Ziele sind auch unter massivem Aufwand prinzipiell unerreichbar. Beliebte, häufig vertretene utopische Ziele finden wir in Vorsätzen wie »Ich lebe ab jetzt in Sicherheit« oder »Ich begehe keine lebensgefährlichen Fehler mehr«. In beiden Beispielen zeigt sich das existenzielle Problem in den utopischen Zielen. Wir müssen uns nicht wundern, wenn auch wir bei eigenen Zielen immer wieder aufs Neue auf solche utopischen Ziele stoßen, wenn wir gerade unser existenzielles Problem bearbeiten.

Sinnvolle Ziele sollen aus eigener Kraft erreichbar sein. Deshalb gehören auch erhoffte, befürchtete oder vermutete Reaktionen *anderer* nicht zu den sinnvollen Zielen, da sie nicht der eigenen Kontrolle unterliegen.

Um keine Energie für Unerreichbares zu verschwenden und womöglich in einem Burnout zu landen, achten wir darauf, künftig nur noch Ziele aufzustellen, die prinzipiell aus eigener Kraft erreichbar sind.

Widersprüchliche Ziele

Manchmal verfolgen wir mehrere Ziele, die zwar alle prinzipiell aus eigener Kraft erreichbar wären – jedoch nicht gemeinsam. Ein Beispiel für derart widersprüchliche Ziele finden wir in den Ideen »Ich möchte möglichst viel erleben *und* ich möchte kein erhöhtes Risiko eingehen.« In einem anderen Beispiel sabotiert ein kurzfristiges Ziel ein Oberziel: »Ich möchte mich scheiden lassen« beim Oberziel »Ich möchte mich an die Regeln und Gebote des katholischen Glaubens halten.«

Bei widersprüchlichen Zielen gilt: Je besser man eines davon erreicht, umso stärker schädigt man gleichzeitig das andere.

Auch hier wird schnell deutlich, dass wir besser keine widersprüchlichen Ziele verfolgen, weil wir sonst notgedrungen stets mindestens eines davon nicht erreichen werden. *So* können wir auch keine Todesangst reduzieren. Stattdessen sollten wir das weniger bedeutsame Ziel aufgeben und nur noch das wichtigere verfolgen. Um entscheiden zu können, welches das ist, benötigt man eine Zielhierarchie. Darin sind die eigenen Ziele nach Wichtigkeit sortiert. So können wir bei Zielkonflikten schneller entscheiden, welches davon wir weiterverfolgen.

Fazit

Sinnvolle Ziele sind prinzipiell aus eigener Kraft erreichbar, erfordern dazu jedoch den dafür nötigen Aufwand. Wir achten darauf, dass sich mehrere Ziele nicht widersprechen.

Nach diesem theoretischen Vorspiel können wir nun prüfen, ob unsere drei Beispielpersonen sinnvolle Ziele aufgestellt haben oder ob diese womöglich gegen eine oder mehrere der angeführten Regeln verstoßen.

Beispiel • Veränderungsziele prüfen

Herr Herzog prüft seine Veränderungsziele
Herr Herzog sitzt vor seinen Veränderungszielen:

Ausgangssituation:	Es ist 14:30 Uhr, ich sitze in der Firma am Schreibtisch und halte das Blutdruckmessgerät in der Hand.
Zielgefühl:	Gelassenheit
Zielverhalten:	Ich packe das Gerät ganz gelassen wieder in die Schublade.

Er denkt: »Hm, weshalb eigentlich Gelassenheit? Was ich damit meine, ist das Gefühl *Gleichgültigkeit*, aber das ist doch Quatsch! Ich will das künftig doch gar nicht *egal* finden, wenn ich starkes Herzklopfen spüre…«

Herr Herzog hat richtig erkannt, dass das Gefühl *Gleichgültigkeit* nur über die Bewertung *egal* zu erreichen ist. Aber weshalb sollte es ihm da egal sein, wenn er heftiges Herzklopfen hat?

»Was halte ich denn eigentlich für angemessen? Will ich mich darum sorgen und deswegen leichte Angst verspüren oder will ich es schade finden und es bedauern? ...Nee, Bedauern im Sinne von kleiner Trauer passt hier nicht, denn es ist ja noch kein Verlust eingetreten. Ich will mich schon darum kümmern. ...Ich will mich darum sorgen, weshalb ich jetzt so aufgeregt bin, allerdings ohne deswegen gleich in Todesangst zu verfallen, … so etwas wie Angst in der Stärke 0,5 bis 1. Ich will drüber nachdenken, worüber ich gerade aufgeregt sein könnte.«

> Herr Herzog hat hier sinnvoll entschieden, denn Trauer – oder in geringer Ausprägung Enttäuschung – ist nur angemessen, wenn man nicht bekommt, was man gern bekommen hätte oder nicht behalten kann, was man gern behalten hätte. Das ist aber noch nicht eingetreten, denn auch Freude würde ja zu Herzschlaganstieg führen.

»… Auch bei meinem Zielverhalten ist nicht alles tatsächlich ein Verhalten: Wegpacken ja, aber *gelassen* passt nicht. Das beschreibt ja mein Erregungsniveau, das ist kein Verhalten, das ich tun oder lassen kann.«

> In der Tat: Hier hat Herr Herzog ein unrealistisches Ziel benannt, vermutlich aus seinem alten Gefahrenkonzept heraus: um keine »gefährliche« Erregung spüren zu müssen.

»… Angenommen, ich hätte kein existenzielles Problem, wie hielte ich es denn dann für angemessen zu reagieren? …Vermutlich würde ich mich schon darum kümmern, weshalb mein Herz so stark schlägt. Ich würde darüber nachdenken, weshalb ich jetzt gerade aufgeregt bin. …Hm, das ist allerdings kein Verhalten, sondern Nachdenken. Das steht in meinem nachfolgenden Denkmuster. Als Verhalten sehe ich nur: Ich packe das Gerät in die Schublade.«

> Hier hat Herzog einen guten Trick genutzt: Er stellt sich vor, wie jemand reagiert, der das eigene Problem nicht hat. Denn seine vorherigen Veränderungsziele waren ja immer noch von seinem alten Denkmuster mit dem Motto »Herzschlaganstieg bedeutet Gefahr« geprägt.

Das Ergebnis von Herrn Herzogs Zielprüfungen lautet:

Zielgefühl ^{neu}:	Angst (0,5-1)
Zielverhalten ^{neu}:	Ich packe das Gerät in die Schublade.

Frau Reinlich prüft ihre Veränderungsziele

Frau Reinlich sitzt in der Therapiestunde. Sie und ihr Therapeut schauen auf ihr Aufgabenblatt mit den Veränderungszielen und wollen diese nun auf Angemessenheit prüfen.

Ausgangssituation:	Meine Tochter kommt nach Hause und geht direkt in ihr Zimmer und lässt sich stöhnend auf ihr Sofa fallen.
Zielgefühl:	Angst 4/10
Zielverhalten:	Ich sage: »Denk bitte an unser aller Gesundheit und zieh deine Schuhe und die schmutzigen Sachen aus. Danach mach‹ bitte den Flur und dein Zimmer wieder sauber.«

Verfolgen wir nun den Dialog zwischen Frau Reinlich (R) mit ihrem Therapeuten (T).

	Dialog:	**Kommentar:**
T:	Welche realistische Gefahr sehen Sie denn, so dass Sie Angst 4 für angemessen halten?	T erfragt die Befürchtung von R.
R:	Na ja, dass sie Keime ins Haus holt.	
T:	Ja, das wird sie sicherlich tun. Aber welche realistische Befürchtung haben Sie dann?	T konzediert, dass sicherlich jeder Keime mit sich herum trägt und versucht erneut, die Befürchtung von R zu erfragen.

R:	Wir könnten uns alle anstecken.	R benennt einen Teil von B2 des Angstgedankens.
T:	Womit?	Konkretisierung
R:	Na ja, an irgendetwas Gefährlichem!	
T:	Lebensgefährlichem?	Wie zuvor
R:	… Ja.	
T:	Ja, das wäre möglich. Für wie wahrscheinlich halten Sie das denn?	R soll die Wahrscheinlichkeit der Gefährdung einschätzen.
R:	Na, so 20 Prozent vielleicht.	
T:	Sie meinen, in jedem fünften Fall sterben Familienangehörige, wenn jemand seine Schuhe und Kleidung nicht auszieht?	Wie zuvor
R:	(Denkpause) …Hm, das stimmt wohl nicht. Vielleicht fünf Prozent?	
T:	Was glauben Sie: Wie viele Menschen leben nach Ihren Reinlichkeitsregeln?	Wie zuvor
R:	Hm, ... leider wohl nicht all zu viele. Auch vielleicht fünf Prozent.	
T:	Angenommen, das wäre so. Und von den restlichen 95 Prozent infizieren sich jeden Tag 5 Prozent an einer tödlichen Erkrankung?	Wie zuvor

R:	Hm, ich sehe schon, das ist Quatsch. Da wären wir ja schnell ausgestorben. Aber es könnte trotzdem vorkommen!	
T:	Ja, das stimmt. Eher in jedem zehnten, hundertsten, tausensten, zehntausendsten, hunderttausensten oder millionsten Fall?	Wie zuvor
R:	Realistisch vielleicht in jedem millionsten Fall…	
T:	Und bei dieser geringen Wahrscheinlichkeit halten Sie Angst 4 für angemessen?	Wie zuvor
R:	Na, das ist dann doch etwas stark. Aber egal soll es mir nicht sein. Ich sage mal: Eine ganz leichte Sorge, wenn sie die Schuhe nicht auszieht. So etwas wie Angst 0,1, falls es so etwas gibt. … Ich merke gerade, dass das so auch nicht stimmt. Wenn ich meine unsinnig übersteigerten Befürchtungen weglasse, freue ich mich eher, dass meine Tochter gekommen ist. So Freude in der Stärke 2.	
T:	Okay, das habe ich verstanden. Und wollen Sie Ihr Zielverhalten auch verändern?	R soll Ihr Zielverhalten auf Angemessenheit prüfen.

R:	Ja, das müsste ich dann anpassen. Vielleicht so: Ich sage zu meiner Tochter, dass sie bitte die Schuhe ausziehen soll. Falls ich Schmutz auf dem Boden sehe, bitte ich sie, den wegzusaugen.	
T:	Haben Sie in dem konkreten Fall Schmutz gesehen?	Wie zuvor
R:	Nein.	

Frau Reinlich verbessert ihr Zielgefühl und Zielverhalten nun entsprechend:

Zielgefühl ^{neu}:	Freude (2)
Zielverhalten ^{neu}:	Ich sage: »Schön, dass du wieder da bist. Ziehst du dir bitte die Schuhe aus?«

Herr Seliger prüft seine Veränderungsziele

Herr Seliger hat sich künftig folgende Zielreaktionen vorgenommen:

Zielgefühl:	Ärger (5/10)
Zielverhalten:	Ich schlucke eine Schlaftablette.

Wir erinnern uns: Bei Ärgerreaktionen prüfen wir, ob sich der Ärger auf den Verursacher eines vorangegangenen Gefühls bezieht und ihn quasi dafür verantwortlich macht. Herr Seliger erkennt, dass er auf sich selbst ärgerlich ist, weil er immer noch nicht gesichert weiß, was er glauben soll und sich deswegen so sorgt. [Wenn jemand ein emotionales Problem (Ärger) wegen eines bereits bestehenden emotionalen Problems (Todesangst) hat, spricht man von einem hierarchischen oder übergeordneten Problem.] Dieses Zielgefühl ist also alles andere als förderlich, sondern im Gegenteil ein zusätzlicher emotionaler Belastungsfaktor.

Herr Seliger nutzt denselben Trick wie Frau Reinlich und stellt sich vor, welches Gefühl er für angemessen hielte, wenn er sein existenzielles Problem bewältigt hat (das heißt in seinem Fall: wenn er aufhört zu fordern, unbedingt wissen zu müssen, was richtig ist, um nicht womöglich für Fehler auf ewig bestraft zu werden). Folgen wir seinem Gedankengang:

»Wenn ich lernen will zu akzeptieren, dass ich nie absolutes Wissen besitzen werde und deswegen nie wissen kann, was endgültig richtig ist, wie will ich das finden…? (Herr Seliger sucht ein neues B3.) …Schade, das will ich schade finden. Schade, dass ich das nicht weiß und auch nicht gesichert wissen werde. Welches Gefühl habe ich dann…? Enttäuschung, also eine kleine Trauer. (Herr Seliger nutzt die Bewertung-Gefühls-Logik.) Nun noch mein Zielverhalten: Will ich wirklich dauerhaft Schlafmittel nehmen, wenn ich mal wieder meine alten Gedanken habe und vor Angst nicht schlafen kann? Die Tabletten helfen mir zwar beim Einschlafen, aber sie können nicht mein Gefahrenkonzept verändern. Das muss ich schon selbst besorgen. Besser, ich versuche jetzt, an mein neues Konzept zu denken, um ruhiger zu werden. Irgendwann schlafe ich dann wieder ein.«

Herr Seliger verbessert sein Zielgefühl und Zielverhalten folgendermaßen:

Zielgefühl ^{neu}:	Bedauern/Trauer (2)
Zielverhalten ^{neu}:	Ich drehe mich auf die Seite und schließe die Augen.

Und jetzt Sie!

Erstellen Sie Ihre Veränderungsziele für Ihre zuvor aufgestellten ABC-Beispiele. Dann prüfen Sie Ihre Z1 und Z2 auf Angemessenheit.

Erstellen Sie zusätzlich neue ABCZ-Modelle und benutzen Sie dazu **AB 6**: »ABCZ-Modell (Aufgabenblatt)«.

5 Eigene existenzielle Probleme bewältigen

5.1 Werkzeuge zum Prüfen von Gefahrenkonzepten

Um nicht unnötig die negativen Konsequenzen unangemessener Gefahrenkonzepte ertragen zu müssen, prüfen wir unsere eigenen nun auf Angemessenheit. Finden wir dabei krankmachende oder belastende Konzepte, ersetzen wir sie durch sinnvolle Alternativen. Dazu prüfen wir alle Teile des Denkmusters daraufhin, ob sie sinnvoll und zielführend sind. Die hierfür verwendeten Prüfwerkzeuge sind in nachstehender Check-Liste zusammengestellt.

Checkliste zum Prüfen von Gefahrenkonzepten

Jeder Teil des Bewertungssystems wird untersucht. Dabei werden verwendet:

(1) Der Realitäts-Check: Wie wahrscheinlich ist das?
(2) Der Logik-Check: Ist das zwingend so?
(3) Der Moral-Check: Darf ich das?
(4) Der Ziel-Check: Dient das meinem Oberziel?
(5) Der Lebensqualitäts-Check: Geht es mir damit langfristig gut?

Anschließend prüfen wir das Bewertungssystem insgesamt:

(6) Der Innere-Logik-Check: Sind alle zu erwartenden Inhalte im Bewertungssystem enthalten und ist es inhaltlich logisch?

Betrachten wir diese Prüfkriterien nun im Einzelnen.

(1) Der Realitäts-Check

Wir stellten bereits fest, dass ein guter Trick dafür, sich in Todesangst zu versetzen, darin besteht, die Wahrscheinlichkeit für eine Katastrophe massiv zu übertreiben. Realitäts-Checks dienen uns dazu, solches Übertreiben zu erkennen. Sie prüfen Gefahrenkonzepte auf ihren Wahrheitsgehalt. Mit ihrer Hilfe lassen sich verzerrte Eintrittswahrscheinlichkeiten und Schwarzmalerei korrigieren und unsinnige Verallgemeinerungen erkennen.

Beispiel

So lassen sich z. B. folgende Gedanken

- »Jetzt bekomme ich gleich einen Infarkt!«
- »Das geht garantiert schief!«
- »Ohne Sicherheit kann ich gar nichts entscheiden!«

mit folgenden Prüffragen auf ihren Realitätsbezug testen:

- »Garantiert? Wie oft habe ich das schon fälschlicherweise gedacht?«
- »Was garantiert mir das?« und »Könnte es auch gut ausgehen?«
- »Habe ich mich schon einmal für oder gegen etwas entschieden?« und »Hatte ich da Sicherheit?«

Andere häufige Realitäts-Check-Prüffragen sind:

- »Wie wahrscheinlich ist es, dass ...?«
- »Ganz sicher?«
- »Garantiert immer/alle/jedes Mal?«

(2) Der Logik-Check

Mit Logik-Checks untersuchen wir, ob die Schlussfolgerung auf eine bestehende Lebensgefahr tatsächlich logisch ist. Sie helfen uns dabei, unsinnige Ableitungen und Vermutungen zu erkennen, unangemessene Gefahrenzuschreibungen aufzudecken und ganz allgemein fälschlich behauptete Zusammenhänge zu widerlegen.

Beispiel

So können wir z. B. folgende Schlussfolgerungen

- »Wenn ich mich aufrege, ist das lebensgefährlich!«
- »Wenn Keime in die Wohnung gelangen, ist das lebensgefährlich.«
- »Wenn ich keine Sicherheit habe, kann ich mich nicht richtig entscheiden.«

mit folgenden Prüffragen auf Logik und Zwangsläufigkeit prüfen:

- »Was hat das eine mit dem anderen zu tun?«
- »Heißt das, weil es sein *kann*, *muss* es auch passieren?«

Andere typische Fragen beim Logik-Check können sein:

- »Wie komme ich darauf?«
- »Weshalb *muss* das so sein?«
- »Könnte es auch etwas anderes bedeuten? Falls ja: Wie wahrscheinlich wäre das?«

Wie wir an der Art der Fragen sehen, sind der Realitäts- und der Logik-Check oft miteinander verknüpft.

(3) Der Moral-Check

Moral-Checks dienen dazu, Einstellungen, Ziele oder Handlungen daraufhin zu prüfen, ob sie zum eigenen Geschmack passen, das heißt, ob sie den eigenen Glaubensgrundsätzen entsprechen und ob wir sie für moralisch halten oder nicht. Mit ihrer Hilfe lassen sich Normenkonflikte aufdecken, Schuld- und Sühnekonzepte erkennen und die Kosten/Konsequenzen von Moralvorstellungen herausarbeiten. Dabei vergessen wir nie, dass Moral stets eine persönliche Geschmackssache oder Glaubensfrage ist, da Menschen objektive, richtige Moral nicht erkennen können – falls es denn so etwas gibt.

Beispiel

Mit Moral-Checks werden z. B. folgende Aussagen untersucht:

- »Das darf ich nicht!«
- »Dafür gehört man bestraft!«

Die persönliche Moral prüfen wir z. B. mit den Fragen:

- »Woher kenne ich diese Norm?« und »Will ich das auch so sehen?«
- »Weshalb sollte diese Sichtweise für alle *richtig* oder *gut* sein?«

Das zweite Beispiel enthält ein Schuld- und Sühnekonzept. Dies lässt sich z. B. folgendermaßen prüfen:

- »Wozu? ... Um wieder *gut* zu sein?«
- »Woher weiß ich, wie stark man bestraft werden muss bzw. lange man büßen muss, um diesen Fehler wieder wett zu machen?«

Falls eigene einzelne Normen sich widersprechen, kann geprüft werden:

- »Was spricht für, was gegen jede der betroffenen Normen? Welche moralischen Argumente überwiegen davon für mich?«

(4) Der Ziel-Check

Ziel-Checks nutzen wir, um unsere Haltungen, Einstellungen und Handlungen daraufhin zu prüfen, ob sie den eigenen langfristigen Zielen dienen. So können wir Ziele erkennen, die unnötige psychische Probleme verursachen, sie überdenken und gegebenenfalls neue formulieren. Sie helfen uns auch, unter verschiedenen Alternativen diejenige auszuwählen, die den eigenen Oberzielen am dienlichsten ist.

Beispiel

Typische Gedanken, die uns zeigen, dass wir besser einen Ziel-Check vornehmen sind z. B.:

- »Sicherheit ist das oberste Gebot!«
- »Tue nichts, solange du nicht weißt, dass es mit Sicherheit gut ausgeht!«
- »Mach nur das, was du unter Kontrolle hast!«

Hier lassen sich z. B. folgende Prüffragen einsetzen:

- »Käme ich dann jemals zu meinem Ziel?«
- »Will ich ein Leben, in dem Sicherheit und Kontrolle meine obersten Ziele sind?«
- »Welche Konsequenzen hätte es für mein Leben, wenn ich nie ein vermeidbares Risiko eingehe? Will ich die?

Weitere typische Fragen bei Ziel-Checks sind z. B.:

- »Hilft mir mein Kontroll- und Sicherheitsverhalten dabei, meine Lebensziele zu erreichen?«
- »Was sind die langfristigen Konsequenzen meines Kontroll- und Sicherheitsverhaltens? Möchte ich die?«

(5) Der Lebenszufriedenheits-Check

Mit Lebenszufriedenheits-Checks prüfen wir unsere Denkweisen, Einstellungen oder Handlungen auf die langfristigen Effekte, die sie auf unsere Lebenszufriedenheit haben. Mit ihrer Hilfe können wir herausfinden, ob unsere Gefahrenkonzepte unsere langfristige Lebenszufriedenheit maximieren oder ob sie nur zur kurzfristigen Entlastung von Todesangst dienen. Sie verdeutlichen uns auch, dass die langfristig negativen Konsequenzen von Vermeidungsverhalten erheblich schwerer wiegen als die kurzfristig erreichten Erleichterungen, wenn wir einmal wieder gefürchtete Situationen vermeiden.

Beispiel

Folgende Aussagen liefern Hinweise auf notwendige Lebenszufriedenheits-Checks:

- »Ich hab's gelassen, weil es mir zu gefährlich war.«
- »Ich hatte Angst, da ging das nicht.«
- »Ich warte erst einmal ab, bis ich sicher bin, was richtig ist.«

Hier dienen uns z. B. folgende, auf langfristige Lebenszufriedenheit prüfende Fragen:

- »Hilft mir diese Haltung kurz- oder langfristig?«
- »Kann man so etwas auch mit Angst machen?«
- »Was ist für mich bedeutsamer: Die Erleichterung, es jetzt nicht machen zu müssen, oder die Konsequenzen daraus, es immer noch nicht entschieden/getan zu haben?«
- »Steigt oder sinkt meine langfristige Lebensqualität, wenn ich keine unsicheren Ziele verfolge?«

(6) Der Innere-Logik-Check

Wenn wir unsere Gefahrenkonzepte-ABCs auf innere Logik prüfen, untersuchen wir sowohl die Bewertung-Gefühls-Logik als auch die interne Struktur unserer Denkmuster. Dazu nutzen wir die oben beschriebenen fünf Checks für Denkmuster. Der Innere-Logik-Check lässt sich in allen drei Teilen unserer Bewertungssysteme einsetzen.

Schauen wir uns das genauer an.

B1: Die innere Logik der persönlichen Sichtweise prüfen. Wenn wir unsere Sichtweise in der Ausgangssituation untersuchen, achten wir darauf, ob wir dort auch unsere überdauernden Normen und Maßstäbe aufgeführt haben, die unser Gefahrenkonzept beschreiben, denn die müssen hier auftauchen. Zusätzlich kann man folgendes prüfen:

- Realitäts-Check: Ist meine Sicht der Situation realistisch/wahrscheinlich? Habe ich Belege für diese Sichtweise oder kenne ich Fakten, die dagegensprechen?

- Logik-Check: Ist mein Gefahrenkonzepte logisch zu begründen? *Muss* es zwingend so sein oder gibt es auch andere Möglichkeiten? Wie wahrscheinlich sind die?
- Moral-Check: Widerspricht meine Sichtweise meinen moralischen Grundsätzen?
- Ziel-Check: Gibt es Widersprüche in meinem Gefahrenkonzept? Ist es auf meine Oberziele ausgerichtet?
- Lebenszufriedenheit-Check: Bin ich bereit, die Konsequenzen meines Gefahrenkonzepts zu tragen? Dient es dazu, langfristig meine Lebenszufriedenheit zu maximieren?

B2: Die innere Logik der Schlussfolgerungen und vermuteten persönlichen Konsequenzen prüfen. Hier schauen wir, ob in B2 der Bezug zum existenziellen Problem beschrieben ist. Denn hier sollte stehen, welche Todesgefahr wir in der Situation erkennen. Dazu dienen uns folgende Kontrollfragen:

- Realitäts-Check: Gibt es nur diese eine oder auch noch andere mögliche Schlussfolgerungen? Wie wahrscheinlich ist meine? Tritt die vermutete Gefahr zwingend ein? Falls nicht: Welche anderen Möglichkeiten gibt es und wie hoch ist deren Wahrscheinlichkeit? Was genau passiert tatsächlich, wenn es so eintritt, wie ich vermute?
- Logik-Check: Sind meine Schlussfolgerungen logisch? Könnte es auch anders kommen bzw. etwas anderes bedeuten?
- Moral-Check: Widersprechen die Schlussfolgerungen meinen moralischen Grundsätzen?
- Ziel-Check: Falls es verschiedene Interpretationsmöglichkeiten gibt: Dient es meinen Oberzielen, *diese* zu wählen?
- Lebenszufriedenheit-Check: Falls es verschiedene Interpretationsmöglichkeiten gibt: Dient es meiner Lebenszufriedenheit, *diese* zu wählen? Dient es meiner Lebensqualität, wenn ich mich dauernd mit der *Möglichkeit* dieser Gefahr beschäftige? Verringert sie sich dadurch?

Zusätzlich können wir bei B2 Kontrollfragen stellen, die sich auf unsere Gefühlsreaktion beziehen. Wir wissen ja bereits, dass bei Todesangst hier die vermuteten Lebensgefahren stehen müssen.

Mögliche Prüffragen sind: »Muss das wirklich *so* negativ kommen? Wenn ja: Weshalb? Falls nein: Wie wahrscheinlich ist es? Ist diese hohe Angstintensität dieser Wahrscheinlichkeit angemessen? Wovor schützt es, wenn ich dauernd an diese Gefahren denke? Kann es auch Vorteile mit sich bringen? Kann ich etwas gegen die negativen Konsequenzen ausrichten? Falls sie einträten: Wie kann ich damit umgehen?«

B3: Die innere Logik der Bewertung prüfen. Beim Überprüfen unserer Bewertung verwenden wir folgende allgemeine Kontrollfragen:

- Realität-Check: Bewerte ich einseitig oder beachte ich alle Vor- und Nachteile?
- Logik-Check: Habe ich meine Bewertung logisch aus meinen Oberzielen abgeleitet?
- Moral-Check: Entspricht meine Bewertung meinen moralischen Grundsätzen?
- Ziel-Check: Falls es verschiedene Bewertungsmöglichkeiten gibt, dient es dann meinen Oberzielen, diese zu wählen?
- Lebenszufriedenheits-Check: Falls es verschiedene Bewertungsmöglichkeiten gibt, dient es dann meiner langfristigen Lebenszufriedenheit, diese zu wählen?

Zusätzlich können wir bei B3 folgende Kontrollfrage stellen, die sich auf die Todesangst beziehen: »Wäre es wirklich nicht auszuhalten, so furchtbar, schrecklich, peinlich oder katastrophal, oder ginge das Leben trotzdem weiter?«

Und jetzt Sie!

Erarbeiten Sie nun die für Ihr existenzielles Problem wichtigen Kontrollfragen, um damit Ihre persönliche Sichtweise, Ihre Schlussfolgerungen, Ihre vermuteten persönlichen Konsequenzen und Ihre Bewertungen zu prüfen. Lernen Sie diese dann auswendig, damit Sie sie künftig jederzeit parat haben, wenn Sie Ihre Denkweise auf Angemessenheit prüfen wollen.

5.2 Der Abschied von Sicherheit und Kontrolle

Mit unseren sechs Qualitäts-Checks haben wir alles Nötige parat, um Gefahrenkonzepte auf Angemessenheit zu prüfen. Bevor wir dies im Abschnitt 5.4 anhand der eigenen ABCZ-Beispiele tun, betrachten wir vorsorglich noch genauer ganz allgemein, weshalb es unsinnig ist, Sicherheit, Kontrolle und gesichertes Wissen zu erwarten, um uns gedanklich vorzubereiten und Argumente für diese Prüfphase parat zu haben.

5.2.1 Was ist das: Sicherheit?

Unter Sicherheit versteht man eine Wahrscheinlichkeit von 100 Prozent, nicht 99 und auch nicht 99,99 Prozent, denn das sind nur sehr hohe Wahrscheinlichkeiten. Insofern sind Begriffe wie »relativ sicher«, »ziemlich sicher«,« »sehr sicher« und »meistens sicher« unsinnig, denn *Sicherheit* ist ein »Entweder-oder-Begriff«, so wie zum Beispiel auch die Worte *tot* oder *schwanger*. Hier kämen die meisten wohl nicht auf die Idee, Abstufungen wie »relativ tot«, »ziemlich tot«, »sehr tot« und »meistens tot« oder »relativ schwanger«, »ziemlich schwanger«, »sehr schwanger« oder »meistens schwanger« zu verwenden.

Fazit

Sicherheit ist vorhanden oder nicht. Sie ist nicht relativ oder abzustufen.

Sicherheitsdenker kennen diesen Unterschied sehr genau. Verspricht man ihnen eine Überlebenswahrscheinlichkeit von 99,9 Prozent, ist ihr erster Gedanke: »Aber ich könnte genau der Tausendste sein!« Und auch das möchten sie unbedingt ausschließen.

Und jetzt Sie!

Suchen Sie drei Beispiele für etwas, das sicher ist oder mit Sicherheit eintreten wird.

Vermutlich konnten auch Sie diese Aufgabe nicht erfüllen. Allenfalls haben Sie etwas gefunden, was allerhöchst wahrscheinlich eintreten wird. So etwa, dass auch morgen die Sonne dort aufgeht, was wir Osten nennen. Allerdings – wir alle wissen um die Vergänglichkeit von Planeten, Sonnensystem und sogar ganzen Galaxien. Irgendwann – schon morgen oder erst in Jahrmilliarden – könnte sich auch die Prognose hinsichtlich des Sonnenaufgangs als falsch erweisen.

Und wie ist das mit dem Tod? Gibt es den überhaupt? Seit Menschen über sich selbst nachdenken, ist auch diese Frage ein Dauerbrenner, die immer noch nicht sicher zu beantworten ist. Ist dann alles für einen vorbei oder lebt man nur irgendwo anders weiter, in einem anderen Körper, in einem Paralleluniversum, im »Jenseits« oder auf einer anderen Bewusstseinsebene? Wenn wir etwas nicht wissen, sind wir auf den Glauben angewiesen. Nicht nur Sicherheitsfanatikern wie Herrn Herzog fällt es schwer, das Thema Sicherheit zu den Akten zu legen. Schauen wir an seinem Beispiel, wie er damit umgeht.

Beispiel • Herr Herzog sinniert über Sicherheit

Heute testet Herr Herzog sein Gefahrenkonzept »*Ich will nicht sterben und brauche deswegen absolute Sicherheit!*« mit Hilfe der Qualitäts-Checks:
»Realitäts-Check: Ich prüfe erst einmal, ob ich diese Forderung immer stelle... Nein, ...wenn ich zum Beispiel mit dem Auto nach Hause fahre, denke ich das nicht, obwohl man dabei auch umkommen kann. Und auf Elektrizität möchte ich auch nicht verzichten, obwohl man dabei einen Schlag bekommen kann. Mir geht es immer nur um mein Herz. Dabei gibt es doch so viele andere Situationen, in und an denen

man sterben kann. In manchen davon sogar viel wahrscheinlicher, als an einem Herzinfarkt. Also, realistisch ist das schon mal nicht, dass ich dort meinen Gefahrenschwerpunkt setze. Auch der Gedanke »Ich brauche Sicherheit, um nicht zu sterben« ist nicht realistisch. Sicherheit hatte ich ja bisher noch nie – und ich lebe trotzdem noch. Von *brauchen* kann dann ja keine Rede sein.

Logik-Check: Der Gedanke «ich brauche Sicherheit, um nicht zu sterben«, ist auch unlogisch, denn ich lebe ja, obwohl ich in Unsicherheit bin.

Moral-Check: Wieso sollte nur ich in Sicherheit sein? Aber wenn es Sicherheit für alle gibt und niemand mehr stirbt, wie soll das gehen? Dann dürfte ja niemand mehr geboren werden, auch meine noch geplanten Kinder nicht, oder es gibt bald nicht mehr genügend Lebensraum und Essen für alle. Aber für mich ganz allein Sicherheit zu fordern, entspricht nicht meiner Moral.

Ziel-Check: Wohin bringt es mich, wenn ich unsinnigerweise etwas fordere, was es nicht gibt (Sicherheit), und was gar nicht in meiner Macht steht (nicht zu sterben). Genauso gut könnte ich fordern, ich will jetzt 18 Jahre alt sein oder uralt werden, ohne zu altern. Da komme ich nie voran. Aber ich sollte mir genau vor Augen führen, welche Ziele ich noch verfolgen will. Dann kann ich entscheiden, ob mir jedes einzelne Ziel das damit verbundene Risiko wert ist. Aber einfach auf Sicherheit zu warten, bringt mich nicht voran.

Lebenszufriedenheits-Check: Mein Gefahrenkonzept ist alles andere als zuträglich für meine Lebenszufriedenheit. So schlecht wie jetzt, war sie noch nie. Besser, ich höre auf, nach etwas zu fordern, was nicht zur Verfügung steht. Stattdessen kümmere ich mich um die unsicheren, mehr oder weniger gefährlichen Möglichkeiten, die ich habe.

Innere-Logik-Check: Die innere Logik in meinem ABC-Modell ist gegeben: Wer so denkt, der *muss* sich so fühlen. Mein Gefahrenkonzept und das existenzielle Problem sind in B1 und B2 enthalten.«

Und jetzt Sie!

Vermutlich erinnern auch Sie sich nicht mehr an die Zeit, als Sie eine gerade befruchtete Eizelle waren. Aber stellen Sie sich vor, das wäre möglich: Sie könnten sich in diesen Zeitpunkt zurückversetzen. Nun geschieht folgendes: Jemand kommt mit einem Los-Topf auf Sie zu und bietet Ihnen eines der Lose an. Jedes enthält ein Schicksal, eine ungewisse Lebenszeit zu ungewissen Bedingungen. Wer kein Los zieht, wird nicht geboren.

Würden Sie ein Los ziehen? Bitte begründen Sie Ihre Antwort.

Nun, wir wurden nicht um unsere Meinung gefragt, sondern auch ohne unser Zustimmen geboren. Aber ehrlich: Wer hätte *kein* Los gezogen? Vermutlich hätten auch diejenigen diese Chance genutzt, die heute so auf Sicherheit aus sind. Denn was gibt es schon zu verlieren? Wenn uns das zugedachte Los nicht gefällt, so müssen wir es ja nicht dauerhaft ertragen. Wir können es beenden – sofern dem keine eigene Glaubensregel entgegensteht.

Besser wir erinnern uns beständig daran, dass wir das Los auch dann freiwillig zögen, wenn nicht sicher ist, ob wir den Hauptgewinn in Form eines hundertjährigen Daseins in Gesundheit erhalten. Wäre es nicht unsinnig und vermessen, wenn wir dann im Nachhinein, *nachdem* wir das Los gezogen haben, auf diesen Hauptgewinn pochen, ihn vehement einzuklagen versuchen?

5.2.2 Was ist das: Kontrolle?

Kontrolle ist das Prüfen einer Sache oder eines Zustands auf Richtigkeit. Ein solches Kontrollieren kann zielführend und angemessen sein. Wahre Kontrollfreaks ergänzen die Maxime »Vertrauen ist gut, Kontrolle ist besser!« jedoch noch um den Satz »*Ständige* Kontrolle ist am allerbesten!« Fragt man Anhänger dieses Prinzips, wozu sie denn Kontrolle benötigen, landen wir bei der Erkenntnis, dass Kontrolle als Mittel dient, um Sicherheit zu bekommen.

Vielleicht verstehen wir den Unsinn dieses Gefahrenkonzepts besser, wenn wir Frau Reinlich dabei belauschen, wie sie dieses Thema mit ihrem Therapeuten bearbeitet. Sie hat sich vorbereitet, indem sie die Frage »Was kontrolliere ich wozu?« zu Hause durchdacht und ihre Ideen dazu aufgeschrieben hat.

Beispiel • Frau Reinlich im Dialog über Kontrolle

(In nachfolgendem Dialog steht R für Frau Reinlich und T für Therapeut.)

T: Wir wollen ja heute darüber sprechen, was Sie wozu kontrollieren. Was haben Sie sich denn dazu aufgeschrieben?

R: Ja, ...das war mir ziemlich klar: Ich kontrolliere mehrfach täglich die Wohnung, ob auch alles sauber ist, um gefährlichen Keimen gar nicht erst eine Chance zu geben, sich dort auszubreiten.

T: Hm, und was genau kontrollieren Sie dafür?

R: Grundsätzlich alles, was in die Wohnung kommt: Einkäufe, Schuhe, Straßenkleidung..., na ja, und dann wasche ich mir natürlich sofort die Hände. Das erwarte ich auch von meinem Mann und unseren Kindern.

T: Was ist, falls die das nicht tun oder wenn mal jemand anderes kommt?

R: Bei meiner Familie werde ich dann sauer und erwarte, dass die alles putzen, was sie angefasst oder betreten haben. Besuch kommt mir nicht ins Haus. Falls es sich mal nicht vermeiden lässt, bin ich ziemlich gestresst und putze die gesamte Wohnung, sobald sie wieder gegangen sind.

T: Was wäre, wenn Sie das *nicht* täten?

R: (Pause) Das ginge gar nicht. Ich hoffe, dass erwarten Sie jetzt nicht von mir. Da drehe ich dann durch, wie man so schön sagt und würde wohl vor Angst ausflippen.

T: Weil Sie sich vor lebensgefährlichen Keimen fürchten?

R: Genau.

T: Und wenn mal niemand kommt, müssen Sie auch nicht putzen, weil dann keine Keime hereingetragen werden?

R: Nein, das geht nicht. Aber dann nicht so oft.

T: Und wozu müssen Sie dann putzen?

R: Ich kontrolliere dann schon, ob alles sauber ist. Aber Keime kann man ja nicht sehen. Vorsichtshalber putze ich dann doch alle Türgriffe, Wasserhähne, das WC und die Spül- und Waschbecken. Der Boden muss auch gesaugt werden. Ich möchte schon sicher gehen, dass sich keine Keime ausbreiten.

T: Und wie oft müssen Sie das täglich kontrollieren?

R: So zwischen fünf und zehn Mal, je nachdem, wie ich gerade drauf bin.

T: Und wozu soll das gut sein?

R: (Pause) Ich möchte sicher sein, dass ich mir nichts Lebensgefährliches einfange.

T: Und davor sind Sie dann sicher?

R: Nicht wirklich. Das ist ja das Problem. Das wirkt immer nur für kurze Zeit, solange ich mir einreden kann, dass ich ja gerade alles kontrolliert habe. Dann fange ich ziemlich bald wieder mit meinen Zweifeln und Befürchtungen an.

Und jetzt Sie!

Falls Sie auch dazu neigen, etwas ständig zu kontrollieren, um vor Lebensgefahr sicher zu sein oder um keine Todesangst spüren zu müssen, schreiben Sie bitte auf, was Sie wie häufig kontrollieren und welche negativen Konsequenzen Ihr ständiges Kontrollieren hat.

5.2.3 Was ist das: gesichertes Wissen?

Gesichertes Wissen beschreibt beständige Wahrheit, etwas das garantiert richtig ist und auch für immer bleibt.

Wir haben beim Betrachten der »persönlichen Realität« festgestellt, wie schlecht es um die menschliche Wahrnehmungs- und Erkenntnisfähigkeit und damit auch um objektives Wissen in Bezug auf die Gegenwart bestellt ist. Gesichertes Wissen bezieht darüber hinaus auch die Zukunft mit ein, denn es soll *beständig* richtig sein. Um dies zu erreichen, müsste man daher schon jetzt wissen, was in Zukunft geschieht und absolutes, allumfassendes Wissen besitzen, das beständig gültig ist. Nicht nur die Pessimisten unter uns glauben: »Das wird wohl nichts!«

Fazit

Objektives Wissen ist für Menschen vermutlich nie erfassbar und erreichbar. Solange sind wir auf Vermutungen und auf Glauben angewiesen – beides sind äußerst unsichere Qualitäten.

Diese Erkenntnis ist für all die besonders schlimm, die glauben, *unbedingt* gesichertes Wissen zu brauchen, um mit Sicherheit die richtige Lösung zu verfolgen, damit sie später nicht dauerhaft zu leiden haben. Hierzu liefert uns Herr Seliger ein Beispiel.

Beispiel • Herr Seliger prüft seine Sicherheitserwartungen

Heute Nacht liegt Herr Seliger wieder wach und sorgenvoll im Bett. Dieses Mal nutzt er die Gelegenheit, um sein Sicherheitskonzept »*Ich muss unbedingt wissen, was richtig und falsch ist, damit ich sicher vor ewiger Strafe bin!*« zu prüfen. **Realitäts-Check:** Kenne ich jemanden, der weiß, was die Zukunft bringt und was richtig und falsch ist? …Nein. Kenne ich jemanden, der mir beweisen kann, welcher Glaube richtig ist? …Nein. Wie wahrscheinlich ist es, dass ich selbst durch Nachdenken oder Abwarten auf die richtige Lösung komme? …Vermutlich null Prozent.

Logik-Check: Wie komme ich darauf, dass ich für einen »falschen« Glauben bestraft werde? …Hm, das ist eine Glaubensregel meines alten Glaubens. Aber falls der nicht »richtig« ist, stimmt vielleicht auch die Regel nicht. Zumindest ist sie nicht zwangsläufig und logisch zu begründen.
Moral-Check: Ich will an eine »gute« wohlmeinende Schöpfermacht glauben. Weil ich aufgrund meiner begrenzten menschlichen Fähigkeiten nicht erkennen kann, was garantiert und beständig richtig und falsch ist, will ich nicht glauben, dass ich von meinem Schöpfer für etwas bestraft werde, was nicht in meiner Macht steht.
Ziel-Check: Was bringt es mir, wenn ich mich aus Angst vor den Konsequenzen falschen Entscheidens entschließe, mich lieber nicht zu entscheiden? …Nun, erstens geht das gar nicht, denn auch damit würde ich mich ja entscheiden, und zweitens komme ich so überhaupt nicht von der Stelle. So lasse ich mein Leben ungenutzt verstreichen. Das ist weder mein Ziel noch dient es einem meiner Lebensziele.
Lebenszufriedenheits-Check: Mein Sicherheitsdenken führt genau in die Situation, in der ich mich gerade befinde: ängstlich, blockiert, unmotiviert und unzufrieden. Niedriger war meine Lebenszufriedenheit noch nie. Bleibe ich dabei, sehe ich langfristig nur Nachteile.

Unsere drei Beispielpersonen befinden sich nun im Zustand innerer Verwirrung: Sie wissen, was sie besser *nicht* tun sollten, haben aber leider noch keine sinnvolle Alternative parat.

Halten wir fest, was wir bereits an genereller Erkenntnis erarbeitet haben:

Fazit

Es gibt für uns keine Sicherheit – auch nicht durch ständiges Kontrollieren.

Gesichertes Wissen steht uns nicht zur Verfügung.

So weit, so gut. Aber wie heißt das sinnvolle alternative Gefahrenkonzept? Mit diesem Thema beschäftigen wir uns nun.

5.3 Die Alternative: Unsicherheit und Ausgeliefertsein akzeptieren

Um zu einer neuen angemessenen Alternative für unser altes Gefahrenkonzept zu gelangen, hilft es vielleicht zu betrachten, wie solche Lösungen für Beispiele aus einem völlig anderen Bereich aussehen.

Beispiel

Was würden Sie jemandem raten, der fordert:

»Es darf jetzt nicht regnen, ich will Sonnenschein« – obwohl es gerade regnet?

Oder: »Ich will die Zeit zurückdrehen, um es dann richtig zu machen!«

Vermutlich: »Das steht nicht in deiner Macht. Besser, du findest dich damit ab und machst das Beste für dich daraus, sonst geht es dir richtig schlecht.«

Akzeptanz. Es geht hier also darum, Situationen oder Dinge, die man nicht ändern kann, genau so zu akzeptieren, wie sie sind. Akzeptieren heißt nicht, etwas gut finden zu müssen, sondern lediglich zuzugeben: »Es ist wie es ist und ich habe keinen Einfluss darauf.«

Für diesen Rat könnten Sie einige Argumente ins Feld führen:

- Situationen oder Dinge verändern sich nicht dadurch, dass man sie nicht akzeptiert. Aber wer Energie und Zeit für etwas einsetzt, worauf er keinen Einfluss hat, ist doppelt bestraft: Er verschwendet seine Zeit und Energie *und* er kann sie dann nicht mehr für etwas einsetzen, was in seiner Macht steht.
- Dauerhaft etwas erfolglos zu fordern oder zu erwarten, führt zu Frustration und Resignation.

- Wer sich ausschließlich auf Gefahren konzentriert, lebt ständig in Angst.

All dies gilt auch für unsinniges Fordern nach Sicherheit, Kontrolle und gesichertem Wissen.

Fazit

Wir akzeptieren, dass es für uns weder Sicherheit noch gesichertes Wissen gibt und dass wir über vieles keine Kontrolle haben und dann anderen oder dem Schicksal ausgeliefert sind.

Entscheiden trotz Unsicherheit. Dass man sich auch in völliger Unsicherheit dessen, was richtig ist, sinnvoll entscheiden kann, zeigt folgendes Beispiel.

Beispiel

Stellen Sie sich vor, Sie sind auf der Ostsee auf Ihrer Luftmatratze eingedöst und dabei fünf Kilometer vom Strand abgetrieben. Plötzlich verliert die Matratze ihre Luft und Sie liegen im Wasser. Sie wissen, dass Sie fünf Kilometer schwimmen können, aber Sie können das Land nicht mehr sehen. Rettung durch andere ist nicht zu erwarten. Kurzum: Sie befinden sich in völliger Unsicherheit und in einer lebensgefährlichen Situation.

Welchen Entscheid halten Sie für den sinnvollsten:

(1) Ich lasse mich treiben und warte ab, bis mir die richtige Lösung einfällt.

(2) Ich schwimme einen großen Kreis und schaue, ob ich Land sehe.

(3) Ich schwimme in eine Richtung, so lange ich kann.

Hoffentlich haben Sie die 3. Variante gewählt, denn sie bietet die höchste Wahrscheinlichkeit dafür zu überleben. Variante 1 ist manchem vielleicht am geläufigsten, aber sie hat – wie Variante 2 – die geringste Erfolgsprognose, denn irgendwann würde man entkräftet untergehen. Bei Variante 2 würde man die fünf Kilometer bis zum Strand nicht mehr schaffen, selbst falls man irgendwann Land sieht.

Fazit

- Sinnvolles Entscheiden setzt keine Sicherheit voraus.
- Wir entscheiden uns stets für die Variante, mit der wir mit größter Wahrscheinlichkeit unser Ziel erreichen.
- Was wir nicht ändern können, akzeptieren wir und überlegen dann, wie wir optimal im Sinne der eigenen Ziele damit umgehen.

Und jetzt Sie!

Beschreiben Sie, was genau Sie akzeptieren lernen wollen und welche Konsequenzen dies für Ihren künftigen Lebensalltag hat.

5.4 Ein neues Gefahrenkonzept erstellen

Die Suche nach der sinnvollen Alternative. Mit unangemessenen Gefahrenkonzepten ist es genauso wie mit ungeliebten Erziehungsregeln: Es reicht nicht aus zu wissen, dass sie nichts taugen oder dass man sie nicht mag. So lange man keine sinnvolle Alternative kennt, wird man sie weiter benutzen. Wir kennen das alle aus unserer Jugend. Wer hat damals nicht manches Mal gedacht: »*So*, wie meine Eltern das gerade machen, werde ich meine Kinder *nie* behandeln!« Nun, wer sich seitdem keine neuen Erziehungsfähigkeiten angeeignet hat, dem bleibt gar nichts anderes übrig: Kennt man keine Option, wird man es ganz genauso machen *müssen*.

Das Gleiche gilt für unsinnige Gefahrenkonzepte. Um die ablegen und durch neue, angemessene ersetzen zu können, sollte man sich nicht nur überzeugend klar machen, was genau daran so unangemessen oder gar krankmachend ist, sondern man muss auch eine sinnvolle Alternative gefunden haben. Damit diese auch im Alltag wirkt, muss man fest von ihr überzeugt sein. Um das zu erreichen, sollte man sie sich selbst schlüssig begründen können. Schauen wir einmal, wie man dahin gelangt.

5.4.1 Vorgehen beim Prüfen alter und Erstellen neuer Gefahrenkonzepte

Vorhandenes Gefahrenkonzept prüfen

Wenn wir das alte Gefahrenkonzept auf Angemessenheit untersuchen, prüfen wir alle Teile unseres Bewertungssystems mithilfe der sechs Güte-Checks. Dazu betrachten wir jeden Satz im B1, B2 und B3 des ABCZ-Modells und kontrollieren, ob er realistisch, logisch abgeleitet, normen- und zielorientiert sowie auf die langfristige Lebenszufriedenheit hin orientiert ist und ob eine innere Logik im Bewertungssystem besteht (s. Abschn. 5.1).

Neues Gefahrenkonzept erstellen

Stellen wir beim Prüfen des alten Konzepts fest, dass ein Satz im Bewertungssystem auch nur eines der Gütekriterien nicht erfüllt, versuchen wir zunächst, ob dieser Gedanke sich so umformulieren lässt, dass alle Anforderungen erfüllt werden. Ist dies nicht möglich, wird ein neues Konzept gesucht und formuliert.

Alle um- oder neuformulierten Gedanken ergeben das neue, sinnvolle Gefahrenkonzept (oder kurz: das B^{neu}).

Um zu schauen, wie das geht, beobachten wir nun unsere drei Beispielpersonen, wie sie über ihr Gefahrenkonzept nachdenken und sich ein neues erarbeiten.

5.4.2 Beispiele für das Prüfen alter und Erstellen neuer Gefahrenkonzepte

Nach so vielen technischen Details zu unserer Prüfwerkzeugen betrachten wir nun an den Beispielen von Herrn Herzog, Frau Reinlich und Herrn Seliger, wie man sie nutzt. Ausgangpunkte sind jeweils die erarbeiteten und ergänzten Bewertungssysteme aus Abschnitt 3.3.4 sowie die Zielreaktionen, die wir im Abschnitt 4.1 prüften und im Abschnitt 4.2 korrigierten.

Beispiel • Herr Herzog prüft sein Gefahrenkonzept

Herr Herzog schnappt sich den Zettel, auf dem sein korrigiertes ABCZ-Modell steht, um die einzelnen dort notieren Gedanken mithilfe der Checkliste aus Abschnitt 5.1 zu prüfen. Folgen wir seinen Gedankengängen.

Zunächst lese ich nochmals mein ABCZ-Modell durch:

A: Es ist 14:30 Uhr, ich sitze in der Firma am Schreibtisch und halte das Blutdruckmessgerät in der Hand.

B1.: Das Herzklopfen kann ein Zeichen für einen kommenden Infarkt sein. Am Herzinfarkt kann man sterben. Alle Ärzte haben zwar gesagt, mein Herz sei gesund und es sei allerhöchst unwahrscheinlich, dass ich demnächst einen Infarkt bekomme. Ich will nicht sterben und brauche deswegen absolute Sicherheit, nicht gleich an einem Infarkt sterben zu müssen!

B2.: Das ist extrem gefährlich. Womöglich muss ich gleich sterben!

B3.: Das wäre furchtbar!

C1.: Angst (Stärke 8/10)

C2.: Ich lege die Manschette des Blutdruckmessgeräts um meinen Oberarm und schalte das Gerät ein.

Z1.: Angst (0,5-1)

Z2.: Ich packe das Gerät in die Schublade.

So … mal sehen. Meine persönliche Sichtweise: Die prüfe ich am besten Satz für Satz.

»Das Herzklopfen kann ein Zeichen für einen kommenden Infarkt sein.«

Realitäts-Check: Das ist möglich. Aber wie wahrscheinlich ist das? Es könnte auch alles andere bedeuten, zum Beispiel auch, dass mein Kreislauf gerade 1a funktioniert. Nach meinen Untersuchungsergebnissen ist es extrem unwahrscheinlich, dass ich jetzt einen Infarkt erleide.

Ziel-Check: Dient es meinen Zielen, so zu tun, als ob jetzt ein Infarkt droht? Auf keinen Fall. Einerseits senkt Schwarzmalerei keine objektiv bestehende Gefahr, andererseits behindert sie meine anderen Ziele – private und berufliche.

Lebenszufriedenheits-Check: Auch meiner Lebenszufriedenheit dient so etwas nicht. Die andauernde Angst ist dafür alles andere als förderlich.

»Am Herzinfarkt kann man sterben.«

Realitäts-Check: Stimmt, man kann. Man muss es aber nicht. Viele überleben das.

»Alle Ärzte haben zwar gesagt, mein Herz sei gesund und es sei allerhöchst unwahrscheinlich, dass ich demnächst einen Infarkt bekomme.«

Realitäts-Check: Stimmt. Besser, ich glaube, was die sagen. Weshalb gehe ich sonst dort hin, wenn ich ohnehin nur glaube, was ich glauben will?

»Ich will nicht sterben und brauche deswegen absolute Sicherheit, nicht gleicht an einem Infarkt sterben zu müssen!«

Realitäts-Check: Der erste Satzteil stimmt: Ich will nicht sterben. Das ich jetzt nicht sterbe, ist allerdings keine Frage des Wollens. Der zweite Satzteil enthält eine total unrealistische Annahme: Dass es für mich Sicherheit gibt. Ich bin *nie* sicher.

Logik-Check: Das ist zwar logisch, aber gleichzeitig totaler Quatsch, weil ich das, was ich dafür benötige, nicht bekommen kann. Wie könnte ich das besser formulieren? … Vielleicht so: *Keine Ahnung wann ich woran sterbe. Das ich jetzt an einem Herzinfarkt sterben muss, ist extrem unwahrscheinlich.* (Herr Herzog hat hier nach einem erfolgreichen Logik-Check seinen ersten Alternativgedanken für das B^{neu} formuliert.)

Jetzt zu meinen Schlussfolgerungen und vermuteten persönlichen Konsequenzen:

»Das ist extrem gefährlich. Womöglich muss ich gleich sterben!«

Realitäts-Check: Nach dem, was ich bei B1 herausgefunden habe, ist das Blödsinn. Das formuliere ich besser so: *Keine Ahnung, weshalb mein Herz gerade stärker klopft. Ich vertraue darauf, dass mein Körper schon »weiß«, was er tut. Ich sehe zurzeit überhaupt keinen Grund dafür, weshalb dies ein Indiz für einen Infarkt sein sollte.* (Herr Herzog formuliert nach seinen Checks ein alternatives B2.)

Jetzt noch meine Bewertung prüfen:

»Das wäre furchtbar!«

Ziel-Check: Ja, in Anbetracht meiner Ziele wäre das furchtbar. Ich habe aber keinen wahrscheinlichen Grund anzunehmen, dass ich jetzt sterben muss. Ich habe keinen Grund, innerlich »Alarm« zu schreien. Egal finden, will ich das aber auch nicht. Allenfalls will ich mir Gedanken darüber machen, weshalb mein Herz gerade stärker schlägt. Am ehesten passt da eine klitzekleine Sorge um mein Wohlbefinden – aber *nicht* ums Überleben. (Herzog formuliert nach einem Ziel-Check seine geänderte Bewertung, die nun an die zuvor veränderten Schlussfolgerungen und vermuteten persönlichen Konsequenzen angepasst ist.)

Herr Herzog notiert sich nun das Ergebnis seines Prüfens:
Korrigierte persönliche Sichtweise. Mein Herz schlägt gerade

stärker. Keine Ahnung, weshalb. Ich möchte zwar jetzt nicht sterben, aber das ist keine Frage des Wollens, das ist Schicksal, darauf habe ich keinen Einfluss. Aber ich will glauben, was die Spezialisten sagen: Mein Herz und mein Kreislauf sind okay. Keine Ahnung wann ich woran sterbe. Das ich jetzt an einem Herzinfarkt sterben muss, ist extrem unwahrscheinlich.

Korrigierte Schlussfolgerungen und vermutete persönliche Konsequenzen. Ich kann darauf vertrauen, dass mein Körper schon »weiß«, was er tut. Ich sehe zurzeit überhaupt keinen Grund dafür, weshalb dies ein Indiz für einen Infarkt sein sollte.

Korrigierte Bewertung. Bedenklich.

Herr Herzog prüft nun noch, ob ihn sein neues Gefahrenkonzept zum Gefühlsziel führt und ob es seinem Verhaltensziel dienlich ist.

»Hm, mal sehen, ob ich mit dieser neuen Denkweise mein Gefühlsziel erreiche: Wenn ich etwas bedenklich finde, wie fühle ich mich da? …Besorgt, Angst in geringer Stärke. Mein Zielgefühl ist Angst in der Stärke 0,5 bis 1. …Das passt. Behindert mein neues Konzept mein Zielverhalten? …Nein. Auch das passt. Das ist eine gute Lösung, damit kann ich künftig gut auskommen (Ziel- und Lebenszufriedenheits-Check).

Beispiel • Frau Reinlich prüft ihr Gefahrenkonzept

Frau Reinlich hat ihr nachstehendes, korrigiertes ABCZ-Modell mitgebracht und darin auch ihr verbessertes Zielgefühl und Zielverhalten notiert. Heute will sie ihr Bewertungssystem zusammen mit ihrem Therapeuten auf Angemessenheit prüfen.

A: Meine Tochter kommt nach Hause und geht direkt in ihr Zimmer und lässt sich stöhnend auf ihr Sofa fallen.

B1: Sie hat schon wieder ihre Straßenklamotten nicht ausgezogen. Die sind voller Erreger. Das ist gefährlich, daran könnte ich sterben. Ich brauche Sicherheit, denn ich will nicht sterben!

B2: Ich könnte mich infizieren und sterben!

B3: Das wäre furchtbar!

C1: Angst (Stärke 8/10)

C2: Ich greife nach dem Desinfektionsmittel und laufe meiner Tochter hinterher.

Z1: Freude (2)

Z2: Ich sage: »Schön, dass du wieder da bist. Ziehst du dir bitte die Schuhe aus?«

Der Therapeut (T) beginnt nun damit, die persönliche Sichtweise von Frau Reinlich (R) zu prüfen:

T: Okay, Frau Reinlich, prüfen wir zunächst Ihre persönliche Sichtweise: *Sie hat schon wieder ihre Straßenklamotten nicht ausgezogen.* Ist das so? (T macht einen Realität-Check).

R: Ja, das stimmt.

T: Dann unterstellen wir diesen Satz als richtig. Wie ist das mit dem zweiten: *Die sind voller Erreger.* Was genau meinen Sie damit? (Realitäts-Check)

R: Das auf ihren Straßenklamotten und Schuhen fiese Bakterien und Viren sind, die Krankheiten auslösen.

T: Hm, angenommen, da wären tatsächlich welche dran. Wie wahrscheinlich ist es denn, dass die nun Krankheiten auslösen? (Realitäts-Check)

R: Ziemlich wahrscheinlich.

T: Was bedeutet das in Prozent? (erneuter Realitäts-Check)

R: So fifty-fifty.

T: Sie meinen, fünfzig Prozent aller, die sich nicht sofort die Schuhe und Straßenkleidung ausziehen, werden dadurch krank? (Realitäts-Check)?

R: Hm…, in dem Moment denke ich so.

T: Und in diesem Moment? (Realitäts-Check.)

R: Das ist vielleicht etwas übertrieben. Vielleicht sind es ein bis zwei Prozent.

T: Angenommen, das wäre so. Spricht etwas dagegen, dass Ihr Immunsystem damit fertig wird? Leiden Sie unter einer Immunschwäche? (Realitäts-Check)

R: Hm, …nein, das nicht.

T: Dann gleicht zum nächsten Satz: *Das ist gefährlich, daran könnte ich sterben.* Was spricht denn dafür, dass es so kommt? (Realitäts-Check)

R: Na ja, es könnte doch trotzdem passieren!

T: Ja, das könnte sein. Aber für wie wahrscheinlich halten Sie das? (T akzeptiert die Möglichkeit und prüft erneut die Eintrittswahrscheinlichkeit mit einem Realitäts-Check.)

R: Auch vielleicht ein bis zwei Prozent.

T: Seit wann achten Sie darauf, dass die Schuhe und Straßenkleidung ausgezogen werden?

R: Seit ich vor etwas vier Jahren diese Sendung über Virenerkrankungen gesehen habe. Das war mit bekannten Wissenschaftlern im Fernsehen.

T: Heißt das, dass Sie in den vorangegangenen dreißig Lebensjahren regelmäßig lebensbedrohlich erkrankt sind, weil Sie Ihre neuen Regeln dann noch nicht befolgten? (Realitäts-Check)

R: Äh, … nein, das nicht.

T: Wie kommen Sie denn darauf, dass es jetzt so ist? (Logik-Check)

R: Das weiß ich jetzt auch nicht… Vielleicht wegen der Sendung, dass ich deswegen seitdem so darauf achte…

T: Haben die Wissenschaftler denn die Regeln empfohlen, die Sie aufgestellt haben? (Realitäts-Check)

R: Äh, … nee, so direkt nicht.

T: Aber indirekt? (Realitäts-Check)

R: Nein, auch nicht …

T: Und wie kommen Sie darauf, dass so etwas sinnvoll ist? (Logik-Check)

R: Ja, aber das kann doch nicht schaden, wenn man auf Sauberkeit achtet!

T: Nun, das könnten wir auch noch beleuchten, ab wann sterile Sauberkeit schaden kann. Hier untersuchen wir ja das Gegenteil: *Schmutz ist gefährlich, daran könnte ich sterben*. Spricht Ihre eigene Lebenserfahrung für oder gegen diese Befürchtung? (Realitäts-Check)

R: Na gut, die spricht dagegen. …Aber es könnte trotzdem passieren.

T: Ja, das ist möglich. Ist es auch wahrscheinlich? (Realitäts-Check)

R: Das ist wohl eher sehr unwahrscheinlich...

T: Dann lassen wir diese Möglichkeit so stehen. Aber nun der nächste Satz: *Ich brauche Sicherheit, denn ich will nicht sterben!* Kennen Sie jemanden, der vor Gefahren sicher ist? (Realitäts-Check)

R: … Nein.

T: Spricht etwas dafür, dass Sie der erste Mensch sind, der in Sicherheit lebt? (T prüft hier gleichzeitig auf Wahrscheinlichkeit, Logik und Moral.)

R: Leider nicht.

T: Weshalb nicht? (T prüft mit einem Logik-Check, ob R ihre Erkenntnis begründen kann.)

R: Bisher sind alle irgendwann an irgendetwas gestorben. Da wird es wohl auch bei mir keine Ausnahme geben.

T: Das klingt logisch. Dann lassen Sie uns nun Ihre B2 prüfen: *Ich könnte mich infizieren und sterben!* Was halten Sie von dieser Befürchtung nach dem eben Besprochenen? (T prüft, ob R ihre Schlussfolgerung noch so stehen lassen will.)

R: Na ja, danach passt das nicht mehr. Es könnte zwar sein, aber das ist doch sehr unwahrscheinlich.

T: Und nun? Was wollen Sie künftig daraus ableiten? (R soll ein korrigiertes B2 formulieren.)

R: Gar nichts. Ich will mich nicht mehr auf solche geringen Gefahren konzentrieren. Ich mag zwar immer noch keinen Schmutz in der Wohnung, aber zuerst will ich mich auf die Rückkehr meiner Tochter konzentrieren.

T: Und wie wollen Sie die Situation dann künftig interpretieren? (R soll ein korrigiertes B2 formulieren.)

R: Vielleicht nur so: Meine Tochter ist wieder da und scheinbar völlig geschafft von der Schule.

T: Okay. Und wie finden Sie das? (R soll ein neues B3 formulieren.)

R: Schön. Ich freue mich, dass sie wieder da ist.

T: Okay, das klingt schlüssig. Sie haben mir ja auch gleich das Gefühl genannt, das Sie nach so einer Bewertung empfinden. Passt das zu Ihrem Z1? (R soll prüfen, ob das neue B3 zu Z1 führt.)

R: Ja, das passt, mein Z2 heißt ja Freude in der Stärke zwei.

T: Okay, und hindert Sie diese neue Sichtweise bei Ihrem neuen Zielverhalten, zu sagen: ›*Schön, dass du wieder da bist. Ziehst du dir bitte die Schuhe aus?*‹ (R soll prüfen, ob das neue B3 das Z2 behindert.)

R: Nein, das passt auch.

T: Gut, dann sind wir mit dem Prüfen fertig. Können Sie mir bitte nun zusammenfassen, was Sie künftig in solchen Situationen denken wollen? (R soll ihr neues Gefahrenkonzept formulieren.)

R: (nach längerer Pause) Meine neue Sichtweise: Meine Tochter ist aus der Schule zurück. Sie hat ihre Schuhe und Straßenklamotten noch an. Ich kann aber keinen Schmutz sehen. Die Keime und Viren, die sie womöglich mit sich herumträgt, sind normal. Kein Mensch ist steril. Mein Immunsystem funktioniert und diese Situation ist nicht sonderlich gefährlich.
Die neue Interpretation meiner Sichtweise lautet: Es ist eine ganz normale Alltagsgefahr, die ich ohnehin nie loswerden kann. Ich akzeptiere das und sehe keinen Grund, mich damit weiter zu befassen. Ich konzentriere mich stattdessen auf die Rückkehr meiner Tochter.
Meine neue Bewertung heißt: Schön, dass sie wieder da ist.

5.5 Selbst ist die Frau bzw. der Mann: die Selbstanalyse von Emotionen

Gratuliere! Wer bis hierhergekommen ist, kann im Prinzip alleine weitermachen, denn wir haben nun sämtliche Werkzeuge und das Vorgehen kennengelernt, um Gefahrenkonzepte auf Angemessenheit zu prüfen und sinnvolle neue zu erstellen.

Aus dem bisher Erarbeiteten lässt sich ein sehr hilfreiches Instrument zur *Selbstanalyse von Emotionen* erstellen (im Folgenden SAE-Modell genannt). Es ist im Prinzip ein erweitertes ABCZ-Modell, denn es enthält zusätzlich das Prüfen des Bewertungssystems und das Aufstellen von zielführenden Alternativgedanken (B^{neu}).

In der »Selbstanalyse von Emotionen« wird also nicht nur geklärt, an welchen Denkmustern es liegt, dass sich jemand zu einem bestimmten Zeitpunkt in Todesangst versetzt, sondern auch, wie man diese anschließend auf Angemessenheit prüft und gegebenenfalls so verändert, dass die neue Denkweise zum angestrebten Zielgefühl und Zielverhalten führen.

Betrachten wir dieses SAE-Modell und seine Bausteine in der Übersicht (s. hierzu auch **AB 7**).

5.5.1 Bausteine für die Selbstanalyse von Emotionen

Die Selbstanalyse von Emotionen erfolgt in zwei Schritten:

- Teil 1: Das ABCZ erstellen
- Teil 2: Das ABCZ prüfen und B^{neu} erarbeiten

Teil 1: Das ABCZ erstellen

	Was steht hier?	**Mit welchen Hilfsfragen finde ich das heraus?**
A Ausgangs-situation	das sachliche, tatsachengetreue Beschreiben der Situation	Was geschieht gerade zum Zeitpunkt, als ich diese Gedanken oder dieses Gefühl habe? Was könnte hier jeder ohne Vorwissen wahrnehmen und beschreiben?
B Bewertungs-system	alle bewussten und unbewussten Gedanken zum Zeitpunkt A	**B1. Persönliche Sichtweise von A:** Was sehe ich mit meinem Vorwissen und meinen Zielen und Normen in der Situation A? **B2. Schlussfolgerungen und vermutete persönliche Konsequenzen:** Wie interpretiere ich das? Welche Schlussfolgerungen ziehe ich aus meiner Sichtweise von A? Welche persönlichen Konsequenzen vermute ich? **B3. Bewertung:** Wie finde/fände ich das?
C Konse-quenzen	die Gefühls- und Verhaltenskonsequenzen	**C1. Gefühlskonsequenz:** Welches Gefühl habe ich nach dieser Bewertung? Spüre ich körperliche Begleitsymptome des Gefühls? **C2. Verhaltenskonsequenz:** Was genau tue ich daraufhin? Wie verhalte ich mich?
Z Ziele	Gefühls- und Verhaltensziele für den Zeitpunkt A	**Z1. Zielgefühl:** Welches Gefühl halte ich in der Situation A für angemessen? **Z2. Zielverhalten:** Welches Verhalten halte ich in der Situation A für angemessen?

Teil 2: Das ABCZ-Modell prüfen und Bneu erarbeiten

	Was steht hier?	**Mit welchen Hilfsfragen finde ich das heraus?**
Prüfen der Ausgangssituation	das Ergebnis des Prüfens von A (anhand der Kriterien für A)	Beziehe ich mich auf einen konkreten Zeitpunkt? Ist A sachlich beschrieben? Ggf.: Wie lautet das verbesserte A?
Prüfen der Konsequenzen	die Ergebnisse des Prüfens von C (anhand der Kriterien für C)	**Gefühlsreaktion:** Ist ein Gefühl genannt? (Falls mehrere genannt sind, entsprechend viele ABCs erstellen.) Ist dies das Gefühl in der Situation A? Gehören die körperlichen Begleitsymptome zu *diesem* Gefühl? Ggf.: Wie lautet das verbesserte C1? **Verhaltensreaktion:** Ist konkretes Verhalten benannt? Bezieht es sich auf den Zeitpunkt A? Ggf.: Wie lautet das verbesserte C2?
Prüfen der Ziele	die Ergebnisse des Prüfens von Z (anhand der Kriterien für Z)	**Zielgefühl:** Ist ein Gefühl genannt? Ist es sinnvoll, realistisch? Bezieht es sich auf den Zeitpunkt A? Ggf.: Wie lautet das verbesserte Z1? **Zielverhalten:** Ist konkretes Verhalten beschrieben? Bezieht es sich auf den Zeitpunkt A? Ist es realistisch, sinnvoll? Ist es ein Lernziel? Ggf.: Wie lautet das verbesserte Z2?
Anforderungen an sinnvolles Denken	Prüfkriterien für sinnvolles Denken: die Qualitätschecks	Prüfen der Denkmuster auf Angemessenheit anhand folgender sechs Prüfkriterien: Sind sie realistisch, logisch, normen- und zielkonform und maximieren sie meine Lebenszufriedenheit langfristig? Ist die *innere Logik* gegeben?

Teil 2: Das ABCZ-Modell prüfen und Bneu erarbeiten

	Was steht hier?	**Mit welchen Hilfsfragen finde ich das heraus?**
Prüfen des Bewertungssystems	die Ergebnisse des Prüfens von B (anhand der Kriterien für sinnvolles Denken)	**B1:** Verstößt ein Gedanke in B1 gegen eine der Prüfkriterien? Gibt es Beweise für oder gegen meine Sichtweise? Ggf.: Wie lautet das verbesserte B1? **B2:** Sind meine Schlussfolgerungen zwingend und logisch? Könnte es auch anders sein? Falls nein: weshalb nicht? Gibt es Beweise dafür oder dagegen? Treten die vermuteten Konsequenzen zwingend ein? Falls nein: Was könnte noch passieren? Was wäre, wenn es so einträte? Hilft es, dauernd an die möglichen Folgen zu denken? Ggf.: Wie lautet das verbesserte B2? **B3:** Bewerte ich angemessen? Würdige ich alle Vor- und Nachteile? Ist es wirklich nicht auszuhalten, furchtbar oder katastrophal, oder ginge das Leben trotzdem weiter? Ist es so schlimm, dass *diese* Konsequenzen angemessen sind? Ggf.: Wie lautet das verbesserte B3?
Zielgedanken B^{neu}	das erarbeitete B^{neu}	Was will ich künftig in so einer Situation A denken? Bewirkt dies das angestrebte Zielgefühl? Blockiert es mein Zielverhalten?

Und jetzt Sie!

Bitte erstellen Sie SAE-Modelle für die Situationen, in denen Sie Ihr existenzielles Problem spüren. Prüfen Sie sie mithilfe der in Abschnitt 5.1 angegebenen Checkliste auf Vollständigkeit und auf Angemessenheit. Erarbeiten Sie für unangemessene Sichtweisen neue, angemessene und fassen Sie das neue Konzept dann zusammen. Vergewissern Sie sich, dass dieses neue Denkmuster zu Ihrem Zielgefühl führt und dass es Ihr Zielverhalten nicht behindert. Schreiben Sie die alternative Denkweise B^{neu} auf und lernen Sie sie auswendig. Nutzen Sie hierzu **AB 7**.

5.5.2 Die Übung macht's!

Nur keine Hemmungen: Je mehr SAEs Sie bearbeiten, umso schneller erreichen Sie Ihr Ziel. Dazu, und um die Nachteile Ihres alten Gefahrenkonzepts loszuwerden, ist es notwendig, möglichst viele problembezogene Alltagsbeispiele mithilfe von SAEs zu beschreiben und zu analysieren, um so die Techniken zu trainieren, vorhandene Denkmuster zu prüfen und unangemessene durch sinnvolle, zielgerichtete zu ersetzen.

Um dieses Vorgehen besser zu verstehen, betrachten wir nun exemplarisch Herrn Seliger bei seiner Selbstanalyse.

Beispiel • Herr Seliger macht eine Selbstanalyse

Wie beschrieben leidet Herr Seliger unter einem existenziellen Problem, weil er ewige Verdammnis fürchtet, wenn er sich in Bezug auf seinen Lebensstil falsch entscheidet. Um das zu verhindern, benötigt er gesichertes Wissen.

Für die zuvor beschriebene Situation hat er nun eine Selbstanalyse gemacht.

(I) Das ABCZ erstellen

A: Ausgangssituation

(Was geschieht gerade zum Zeitpunkt, als ich diese Gedanken oder dieses Gefühl habe? Was könnte hier jeder ohne Vorwissen wahrnehmen und beschreiben?)

Heute Morgen um 3:20 Uhr, ich liege wach im Bett.

B: Bewertungssystem

(1) Meine persönliche Sichtweise in A

(Was sehe ich mit meinem Vorwissen und meinen Zielen und Normen in der Situation A?)

In meinem Alter kann man jederzeit sterben. Ich weiß nicht, was mich danach erwartet, ob ich ein dem Schöpfer gefälliges Leben geführt habe. Ich muss unbedingt wissen, was richtig und was falsch ist, damit ich sicher vor ewiger Strafe bin!

(2) Schlussfolgerungen und vermutete persönliche Konsequenzen

(Wie interpretiere ich das? Welche Schlussfolgerungen ziehe ich aus meiner persönlichen Sichtweise von A? Welche persönlichen Konsequenzen vermute ich?)

Falls ich das Falsche geglaubt und getan habe, könnte ich dafür auf ewig bestraft werden!

(3) Bewertung

(Wie finde/fände ich das?)

Das wäre furchtbar!

R: Konsequenzen

(1) Gefühlsreaktion

(Welches Gefühl habe ich nach B3? Spüre ich körperliche Begleitsymptome?)

Angst (Stärke 7/10), Herzklopfen, innere Unruhe

(2) Verhaltensreaktion

(Was genau tue ich daraufhin? Wie verhalte ich mich?)

Ich schlucke eine Schlaftablette.

Z: Ziele

(1) Zielgefühl

(Welches Gefühl halte ich in der Situation A für angemessen und zielführend?)

Bedauern / Trauer (2)

(2) Zielverhalten

(Welches Verhalten finde ich in der Situation A angemessen und zielführend?)

Ich drehe mich auf die Seite und schließe die Augen.

(II) Das ABCZ prüfen

Die Ausgangssituation A prüfen

(Beziehe ich mich auf einen konkreten Zeitpunkt? Ist A sachlich beschrieben?)

A ist objektiv und beschreibt einen Zeitpunkt.

ggf.: Mein neues, verbessertes A lautet:

Die Konsequenzen prüfen

(1) Die Gefühlsreaktion prüfen:

(Ist ein Gefühl genannt? [Falls mehrere genannt sind, entsprechend viele ABCs erstellen.] Ist dies das Gefühl in der Situation A? Gehören die körperlichen Begleitsymptome zu diesem Gefühl?)

Ich habe eine Emotion benannt, die sich auf den Zeitpunkt A bezieht. Die Begleiterscheinungen sind durch das Gefühl verursacht.

ggf.: Meine neue, verbesserte Gefühlsreaktion lautet:

(2) Die Verhaltensreaktion prüfen:

(Ist eine konkrete Verhaltensreaktion genannt? Bezieht sie sich auf A?)

Ich habe eine konkrete Verhaltensweise angeführt. Sie bezieht sich auf den Zeitpunkt A.

ggf.: Meine neue, verbesserte Verhaltensreaktion lautet:

Die Ziele prüfen

(1) Das Zielgefühl prüfen:

(Ist ein Gefühl genannt? Ist es sinnvoll, realistisch, erreichbar? Bezieht es sich auf den Zeitpunkt A?

Das ich nicht über gesichertes Wissen verfüge, finde ich schade. Aber ich akzeptiere das.

ggf.: Mein neues, verbessertes Zielgefühl lautet:

(2) Das Zielverhalten prüfen:

(Ist konkretes Verhalten beschrieben? Bezieht es sich auf den Zeitpunkt A? Ist es realistisch, erreichbar, sinnvoll? Ist es ein Lernziel?)

Mein Zielverhalten beschreibt eine konkrete, auf den Zeitpunkt A bezogene, zielgerichtete, sinnvolle, realistische Verhaltensweise.

ggf.: Mein neues, verbessertes Zielverhalten lautet:

Die Anforderungen an sinnvolles Denken

Ich prüfe meine Denkmuster auf Angemessenheit anhand folgender Merkmale:

Sinnvolles Denken ist realitätsgetreu, logisch, an meinen eigenen Normen und Zielen ausgerichtet und es dient meinen langfristigen Lebenszufriedenheit. Die innere Logik im Denkmuster ist vorhanden.

Das Bewertungssystem prüfen

(1) Die persönliche Sichtweise prüfen:

(Verstößt ein Gedanke in B1 gegen eine der fünf Prüfkriterien? Gibt es Beweise für oder gegen meine Sichtweise?)

»In meinem Alter kann man jederzeit sterben.«

Realitäts-Check: Das stimmt.

»Ich weiß nicht, was mich danach erwartet, ob ich ein dem Schöpfer gefälliges Leben geführt habe.«

Realitäts-Check: Auch das stimmt.

»Ich muss unbedingt wissen, was richtig und was falsch ist, damit ich sicher vor ewiger Strafe bin!«

Realitäts-Check: Ich kenne niemanden, der das weiß. Ich kann die objektive Wahrheit auch nicht erkennen. Ich weiß weder, ob es einen Schöpfer gibt, noch ob er Erwartungen an mich hat, noch ob ich bestraft werde, wenn ich diese nicht erfülle.

Logik-Check: Falls es einen Schöpfer gibt der Erwartungen hat, ist es nicht schlüssig, als gesichert anzunehmen, dass ich für etwas bestraft werde, was ich gar nicht erkennen kann. An so einen Schöpfer möchte ich nicht glauben.

(2) **Die Schlussfolgerungen und vermuteten persönlichen Konsequenzen prüfen:**
(Sind meine Schlussfolgerungen zwingend und logisch? Könnte es auch anders sein? Falls nein: weshalb nicht? Gibt es Beweise dafür oder dagegen? Treten die vermuteten Konsequenzen zwingend ein? Falls nein: Was könnte noch passieren? Was wäre, wenn es so einträte? Hilft es, dauernd an die möglichen Folgen zu denken?)
»Falls ich das Falsche geglaubt und getan habe, könnte ich womöglich dafür auf ewig bestraft werden!«

Realitäts-Check: Das ist zwar möglich, aber ich will das nicht glauben. Aber da mir gesichertes Wissen nicht zur Verfügung steht, habe ich darauf ohnehin keinen Einfluss. Es kommt, wie es kommt. Über etwas, dass sich meinem Einfluss entzieht, mache ich mir keine Gedanken mehr.

(3) **Die Bewertung prüfen:**
(Bewerte ich angemessen? Würdige ich alle Vor- und Nachteile? Ist es wirklich nicht auszuhalten, furchtbar oder katastrophal oder ginge das Leben trotzdem weiter? Ist es so schlimm, dass diese Konsequenzen angemessen sind?)
»Das wäre furchtbar!«

Realitäts-Check: Das wäre es wohl tatsächlich. Aber darauf habe ich keinen Einfluss. Ich glaube nicht, dass es so kommt, aber schade, dass ich darin so unsicher bin und bleibe. Schade auch, dass ich deswegen nicht schlafen konnte.

Neue Zielgedanken B^{neu} (Merksätze)

(Was will ich künftig in so einer Situation A denken lernen? Wird dies zum angestrebten Zielgefühl und Zielverhalten führen?)

Es gibt keinen Grund anzunehmen, dass ich für etwas bestraft werde, wenn ich gar nicht erkennen kann, was richtig ist oder was ein möglicher Schöpfer von mir erwartet – falls er das überhaupt tut. Schade, dass ich nicht über gesichertes Wissen verfüge. Solange das so ist, lebe ich nach meiner eigenen Moral und meinen Lebenszielen.

6 Das neue Gefahrenkonzept leben lernen

Die Alltagserfahrung lehrt uns, dass wir einmal Gelerntes glücklicherweise nicht dauerhaft glauben oder befolgen müssen, sondern dass es variierbar oder auch völlig austauschbar ist. So kann jeder, der möchte, neue Konzepte erlernen oder durch Umlernen aus schädlichen angemessene machen.

Wie das geht, betrachten wir nun.

6.1 Wie neue Konzepte erlernt werden

Wir stellten im Abschnitt 2.4 fest, dass Gefahrenkonzepte durch soziales und kulturelles Lernen übernommen und offen oder verdeckt vermittelt werden. Damit ist auch der Weg vorgezeichnet, den wir nun beschreiten, wenn wir feststellen, dass eigene emotionale oder Verhaltensprobleme auf schädliche Gefahrenkonzepte zurückzuführen sind: Wir können um- oder neu lernen.

Bevor jemand dazu bereit und motiviert ist, etwas an einem bestehenden Zustand zu verändern, muss er damit bereits ein erkennbares Problem haben, damit unzufrieden sein oder aber relevante Widersprüche z.B. mit der eigenen Alltagserfahrung oder der Logik sehen. Für das hier betrachtete Thema bedeutet dies, dass man zunächst erkennen muss, dass man leidet, weil man ein schädliches Gefahrenkonzept verwendet. Schädliche Konzepte lassen sich grundsätzlich umso leichter verändern, je bewusster und damit zugänglicher sie noch sind. Je länger sie – bewusst oder unbewusst – trainiert wurden, umso aufwändiger ist Neu- oder Umlernen. Wie man eigene schädliche Gefahrenkonzepte erkennt, betrachteten wir im Abschnitt 3.3.

Hat man ein schädliches Gefahrenkonzept identifiziert, sucht man – mit oder ohne fremde Hilfe – ein neues angemessenes Konzept, das zu den eigenen Glaubensgrundsätzen, Zielen und Lebensüberzeugungen passt und das unnötige emotionale Probleme vermeidet. Wie uns das gelingt, sahen wir im Abschnitt 5.4. Wie man neue Gefahrenkonzepte zu glauben lernt, ist im **AB 8** zusammengefasst.

6.1.1 Drei Schritte des Lernens

Wir stellten bereits fest, dass Erkenntnisse nur die halbe Miete sind. Bevor wir neues Wissen auch im Alltag leben können, müssen wir es zunächst auch glauben lernen. Die Erkenntnisse, dass man in Großbritannien besser links fährt, in Japan japanisch versteht und was zu tun ist, um erfolgreich den Ärmelkanal zu durchschwimmen, sind – ebenso wie neue Gefahrenkonzepte – relativ leicht zu erarbeiten. Die Mühsal besteht darin, es dann auch umzusetzen, hier also, altes eingefleischtes Denken zu verändern, »automatisches« Reagieren umzulernen und gut verinnerlichte, meist schon im Unterbewusstsein abgelegte Konzepte durch neu erarbeitete zu ersetzen.

Dieses Umsetzen ist der letzte und leider auch der mühsamste Part, denn er erfordert konsequentes Üben. Neues zu erlernen lässt sich jedoch beschleunigen, wenn man dabei in drei Schritten vorgeht:

(1) Üben durch inneres Überzeugen
(2) Üben in der Vorstellung
(3) Üben »live« im Alltag

Auf diese Weise trainieren wir das neue Gefahrenkonzept so lange, bis wir es mindestens ebenso gut verinnerlicht haben wie das bisherige. Betrachten wir diese drei Schritte des Lernens nun genauer.

(1) Üben durch inneres Überzeugen. Hierbei geht es darum, sich mithilfe von ABC-, ABCZ- und SAE-Übungen neue Erkenntnisse und theoretisches Wissen zu erarbeiten: Was ist am alten Gefahrenkonzept schädlich, weshalb sollte ich es unbedingt verändern und was genau spricht für das neue Konzept?

Wie das vor sich geht, sahen wir in den Abschnitten 3.3, 5.4 und 5.5 an diversen Beispielen.

(2) Üben in der Vorstellung. Um etwas Neues üben zu können, braucht man zunächst eine Vorstellung davon, wie dieses neue Konzept aussehen soll und wie es umzusetzen ist. Wir erstellen daher für das neue Gefahrenkonzept ein »Drehbuch«. Darin legen wir fest, wie wir künftig in bestimmten Situationen reagieren wollen. Dann trainieren wir dieses Drehbuch zunächst in der Vorstellung. Wie man sinnvolle Übungssituationen bestimmt, sehen wir im Abschnitt 6.2.1., wie man sie für Vorstellungsübungen nutzt, beleuchten wir im Abschnitt 6.3.

(3) Üben »live« im Alltag. Erst wenn es uns gelingt, das neue Gefahrenkonzept in der Vorstellung erfolgreich anzuwenden, beginnen wir damit, es auch »live« im Alltag zu üben.

Im Abschnitt 6.4 betrachten wir, wie man solche »Live«-Übungen durchführt.

6.1.2 Das Lernziel festlegen

Im Abschnitt 5.4 erstellten wir nach dem Prüfen des alten Bewertungssystems ein neues, sinnvolles. Dieses fassen wir jetzt als unser neues Gefahrenkonzept möglichst komprimiert in wenigen Kernsätzen zusammen. Danach lernen wir es auswendig, denn im Alltag haben wir kaum die Zeit, all diese Überlegungen immer wieder aufs Neue anzustellen.

Neue Konzepte können sich umso eher gegen alte, automatisierte Muster durchsetzen, je besser man sie lernt und je mehr man sie durch häufiges Wiederholen verinnerlicht. Das neue Gefahrenkonzept muss uns also mindestens ebenso präsent sein wie das alte, damit wir es künftig auch in unseren problemtypischen Situationen parat haben und dann »spontan« mit ihnen reagieren. Nur wenn wir das schaffen, führt es uns zum angestrebten Zielgefühl und Zielverhalten.

Das mithilfe von SAE-Übungen erarbeitete neue Gefahrenkonzept B^{neu} führt zu den aufgestellten Gefühls- und Verhaltenszielen und bildet die Grundlage für das nun folgende Training. Betrachten wir an drei Beispielen, wie man Lernziele in Form eines B^{neu} erstellt.

Beispiel • Herr Herzog erstellt sein Lernziel

Herr Herzog hatte beim Prüfen seines Bewertungssystems (s. Abschn. 5.4.2) folgende alternative Gedanken erarbeitet:
Korrigierte persönliche Sichtweise: Mein Herz schlägt gerade stärker. Keine Ahnung, weshalb. Ich möchte zwar jetzt nicht sterben, aber das ist keine Frage des Wollens, das ist Schicksal, darauf habe ich keinen Einfluss. Aber ich will glauben, was die Spezialisten sagen: Mein Herz und mein Kreislauf sind okay. Keine Ahnung wann ich woran sterbe. Das ich jetzt an einem Herzinfarkt sterben muss, ist extrem unwahrscheinlich.
Korrigierte Schlussfolgerungen und vermutete persönliche Konsequenzen: Ich kann darauf vertrauen, dass mein Körper schon »weiß«, was er tut. Ich sehe zurzeit überhaupt keinen Grund dafür, weshalb dies ein Indiz für einen Infarkt sein sollte.
Korrigierte Bewertung: Bedenklich.

Dies fasst Herr Herzog nun zu folgendem komprimierten B^{neu} zusammen, das er künftig in solchen und ähnlichen Situationen anwenden will:

B^{neu}: »Keine Ahnung, weshalb mein Herz gerade stärker klopft. Ich kann darauf vertrauen, dass mein Körper »weiß«, was er tut und was die Spezialisten sagen: Mein Herz und mein Kreislauf sind okay. Ich sehe keinen Grund, weshalb dies ein Indiz für einen Infarkt ist. Ich möchte zwar jetzt nicht sterben, aber das ist Schicksal, darauf habe ich keinen Einfluss. Keine Ahnung wann ich woran sterbe. Bis dahin nutze ich meine Zeit und verfolge meine Ziele.«

Beispiel • Frau Reinlich erstellt ihr Lernziel

Auch Frau Reinlich hat beim Prüfen ihres Bewertungssystems ihre alternativen, sinnvollen Gedanken festgehalten:
Korrigierte persönliche Sichtweise: Meine Tochter ist aus der Schule zurück. Sie hat ihre Schuhe und Straßenklamotten noch an. Ich kann aber keinen Schmutz sehen. Die Keime und Viren, die sie womöglich mit sich herumträgt, sind normal. Kein Mensch ist steril. Mein Immunsystem funktioniert und diese Situation ist nicht sonderlich gefährlich.
Korrigierte Schlussfolgerungen und vermutete persönliche Konsequenzen: Es ist eine ganz normale Alltagsgefahr, die ich ohnehin nie loswerden kann. Ich akzeptiere das und sehe keinen Grund, mich damit weiter zu befassen. Ich konzentriere mich stattdessen auf die Rückkehr meiner Tochter.
Korrigierte Bewertung: Schön, dass sie wieder da ist.

Frau Reinlich erstellt aus diesen Alternativgedanken nun ein allgemein anwendbareres angemessenes Gefahrenkonzept:

B^{neu}: »Keime und Viren kommen überall vor. Kein Mensch ist steril. Jeder hat Keime, Bakterien und Viren am und im Körper, das ist völlig normal. Mein Immunsystem funktioniert und ich bin nicht sonderlich gefährdet. Es handelt sich um eine ganz normale Alltagsgefahr, die ich nie loswerde. Ich akzeptiere das und sehe keinen Grund, mich damit weiter zu befassen.«

Beispiel • Herr Seliger erstellt sein Lernziel

Herr Seliger hat sein B^{neu} bereits mit Hilfe seines SAE-Modells im Abschnitt 5.5.2 erarbeitet:

B^{neu}: »Es gibt keinen Grund anzunehmen, dass ich für etwas bestraft werde, wenn ich gar nicht erkennen kann, was richtig ist oder was ein möglicher Schöpfer von mir erwartet – falls er das überhaupt tut. Schade, dass ich nicht über gesichertes Wissen verfüge. Solange das so ist, lebe ich nach meiner eigenen Moral und meinen Lebenszielen.«

Und jetzt Sie!

Fassen Sie Ihr alternatives Konzept in wenigen Merksätzen zu einem B^{neu} zusammen und lernen Sie es dann auswendig.

6.2 Übungen bestimmen und Übungsleitern erstellen

6.2.1 Sinnvolle Übungen bestimmen

»Okay, jetzt aber ran ans Üben!« Aber wie soll das aussehen?

Bevor wir unsere neuen Lernziele trainieren können, müssen wir festlegen, *was* wir *wie* und *wo* üben wollen. Dazu sammeln wir typische Situationen, in denen wir bisher mit unserem alten Gefahrenkonzept in Todesangst gerieten.

Doch bevor wir solche Übungssituationen zusammenstellen, betrachten wir drei Anforderungen, die sinnvolle Aufgaben erfüllen sollen:

(1) Übungen sind gezielt aufzusuchen und auszulösen
(2) Übungen sind konkret vom Anfang bis zum Ende beschrieben
(3) Übungen schädigen niemanden

Betrachten wir, wozu das wichtig ist.

(1) Übungen sind gezielt aufzusuchen und auszulösen

Damit ist gemeint, dass wir selbst entscheiden, wann wir welche Übungssituation aufsuchen, um sie mit der selbst gewählten Geschwindigkeit zu trainieren. Dazu muss das, was wir üben wollen, natürlich durch uns selbst auszulösen und zu steuern sein und darf nicht vom Verhalten anderer abhängen.

Hier einige Beispiele für Übungssituationen, die solche Anforderungen erfüllen:

- Ich lade meine Nachbarin auf eine Tasse Kaffee ein, ohne hinterher zu putzen.
- Ich packe den Einkauf aus und verstaue ihn, ohne ihn abzuwischen.
- Ich laufe drei Stockwerke hoch so schnell ich kann.
- Ich gehe ins Kino und setze mich in die Reihenmitte.

Diese Übungen können wir selbst steuern. Wir entscheiden, wann wir sie beginnen und mit welcher Geschwindigkeit wir sie ausführen. Und weil wir dadurch innerlich darauf vorbereitet sind, haben wir vor und während des Übens eher unser neues Lernziel, das B^{neu}, parat.

Hier einige Beispiele, die obige Anforderung nicht erfüllen:

- Ich fahre ganz entspannt durch den Elbtunnel.
- Wenn ich nächstes Mal im Bus von jemandem angerempelt werde, wische ich meine Kleidung nicht ab.
- Ich denke nicht mehr an den Tod und an das, was danach kommen könnte.
- Ich gehe nur noch überschaubare Gefahren ein.

In diesen Übungssituationen sind wir vom Reagieren anderer abhängig oder wir setzen bereits bestimmte eigene Fähigkeiten voraus, die wir doch erst noch lernen wollen.

So hätten wir in die beiden ersten Aufgaben Fähigkeiten eingebaut, die wir noch gar nicht besitzen. Wir wollen doch erst lernen, nicht mehr mit den alten Gefühlen und ihren Begleitsymptomen zu reagieren.

Und im zweiten Beispiel wären wir auf bestimmte Reaktionen anderer angewiesen, nämlich dass die uns anrempeln. Davon würden wir dann überrascht werden und hätten womöglich unser B^{neu} nicht parat.

Beim dritten Vorhaben wollen wir etwas, das gar nicht in unserer Macht steht: all unsere Gedanken unter Kontrolle zu haben und nur noch angemessen zu denken.

Im vierten Beispiel unterstellen wir etwas, das unsere Erkenntnisfähigkeit übersteigt: Weder können wir alle Gefahren erkennen, noch mit welcher Wahrscheinlichkeit sie im konkreten Fall eintreten.

(2) Übungen sind konkret vom Anfang bis zum Ende beschrieben

Haben wir sinnvolle Übungen gefunden, sortieren wir sie (im Abschnitt 6.2.3) nach Schwierigkeit und erstellen so eine »Übungsleiter«. Sie hilft uns dabei, nicht versehentlich mit der schwersten Aufgabe zu beginnen, denn das würde sicherlich die meisten überfordern.

Um einschätzen zu können, wie schwer wir eine Übung finden, müssen wir eine konkrete Situation vor Augen haben. Dieselbe Übung kann sich im Schwierigkeitsgrad wesentlich unterscheiden, je nachdem, wie wir sie wo durchführen, wer uns dabei beobachtet, wie wir sprechen, welche Mimik wir benutzen, was wir sagen oder wie viele Menschen dabei sind.

Damit uns das Üben gut gelingt, erstellen wir im Abschnitt 6.3 für jede Übungssituation ein »Drehbuch«. Dieses beschreibt nicht nur die konkrete Situation, sondern auch, was wir darin denken und wie wir uns vom Anfang bis zum Ende der Übung verhalten wollen.

(3) Übungen schädigen niemanden

Mit unseren Übungen schädigen wir niemanden, weder uns selbst noch andere. Jede Übungssituation ist deswegen auch nicht gefährlicher als das normale Alltagsleben und wir verzichten auf alle Übungen, die diese Bedingung verletzen. Hierzu zählen z.B. folgende:

- Ich lebe nur noch nach meiner Moral, meinen Normen und Regeln.
- Ich gehe bei Rot über die Straße.
- Ich gehe nicht mehr zu Vorsorgeuntersuchungen.
- Ich umarme jemanden auf der Straße und drücke sie/ihn fest an mich.

Im ersten Beispiel könnte das – je nach dem momentanen sozialen und kulturellen Umfeld – höchst selbstschädigend sein: Ich könnte dafür schwer sanktioniert oder zwangsweise daran gehindert werden.

Das zweite und dritte Beispiel sind vermutlich für die eigenen langfristigen Ziele ebenso schädlich wie das letzte, falls die Person, die wir ungefragt in die Übung einbeziehen, entsprechende Konsequenzen zieht. Und natürlich werden wir beim Üben nicht nur den Ziel-Check, sondern auch den Moral-Check anwenden und bedenken, wie *wir* es fänden, wenn andere mit uns auf diese Weise trainierten.

Fassen wir zusammen:

- Wir üben in problemtypischen Situationen, in denen wir bisher mit dem alten unangemessenen Gefahrenkonzept reagierten. Die Übungen dienen dazu, das alte Gefahrenkonzept zu widerlegen und das neue zu trainieren.
- Es geht *nicht* darum, Verhalten zu üben. Die konkreten Situationen können daher für den Alltag völlig unwichtig sein und müssen auch nicht dem eigenen Geschmack entsprechen.
- Übungen sollen gezielt aufzusuchen und auszulösen sein. Sie sind vom Anfang bis zum Ende konkret beschrieben, sie schädigen niemanden und sind nicht gefährlicher als der normale Alltag.
- Je häufiger das neue Konzept in unterschiedlichen Situationen trainiert und durch Erfahrung bestätigt wird, umso schneller wird es verinnerlicht und steht dann auch in anderen Situationen zur Verfügung.

6.2.2 Beispiele für sinnvolle Übungen

Beispiel • Herr Herzog stellt seine Übungen zusammen

Herr Herzog hat sich zu seinem Thema »Schicksalsschläge und alltägliche Lebensgefahren akzeptieren« folgende Übungssituationen ausgesucht, in denen er sich bisher mit seinem alten Gefahrenkonzept in Todesangst versetzt hätte:

- Ich mache zehn Liegestütze – oder anfangs so viele, wie ich schaffe.
- Ich gehe 10 Minuten in die Sauna.
- Ich mache Urlaub in einer Gegend, in der es keine Krankenhäuser/Stroke Units gibt.
- Ich verschenke meine Blutdruck-Messgeräte.
- Ich schreibe meine Lebensziele auf und sortiere sie nach Wichtigkeit.
- Ich gehe nur noch einmal jährlich zum Check-up/zur Vorsorgeuntersuchung.
- Ich jogge jeden zweiten Tag so lange, bis ich aus der Puste bin und marschiere dann zurück.
- Ich erstelle Pläne/Etappenziele für meine wichtigsten Lebensziele und beginne dann damit, sie umzusetzen.
- Ich laufe möglichst schnell drei Stockwerke hoch.
- Ich überlege, was ich am Schlimmsten daran fände, wenn ich *jetzt* tot umfalle.

Frau Reinlich bestimmt ihre B^{neu}-Übungen

Frau Reinlich hat folgende Übungssituationen gewählt, um zu lernen, sich nicht mehr in Todesangst vor gefährlichen Keimen und Viren zu versetzen:

- Ich bitte meinen Mann und die Kinder, ihre Oberbekleidung nach dem Ausziehen direkt in den Schrank zu hängen.
- Ich lade meine Nachbarin auf eine Tasse Kaffee ein, ohne hinterher zu putzen.

- Ich packe den Einkauf aus und verstaue ihn, ohne ihn abzuwischen.
- Ich übernachte in einem Hotel (ohne dort etwas zu putzen).
- Ich putze die Wohnung nur noch einmal und das Bad zweimal wöchentlich.
- Ich mache mit meiner Familie Urlaub auf dem Bauernhof.
- Ich trinke eine Tasse Kaffee und esse fünf Kekse mit den Fingern in der Konditorei.
- Ich lege mich nackt für 10 Minuten auf den Teppich und ziehe mich dann an (ohne vorher zu duschen).
- Ich lade sechs Personen zu einer Feier bei uns zu Hause ein.
- Ich esse ein Würstchen am Kiosk mit den Fingern, die ich am Ende ablecke.

Herr Seliger erstellt B^{neu}-Übungen

Herr Seliger möchte seine Angst vor göttlicher Strafe wegen Fehlverhaltens loswerden und dazu sein B^{neu} in folgenden Übungssituationen trainieren:

- Ich entscheide, welche Lebensziele ich noch verfolgen will und sortiere sie nach Wichtigkeit.
- Ich entscheide, ob ich weiterhin einer Glaubensgemeinschaft angehören will und – falls ja – welcher.
- Ich entscheide, nach welchen moralischen Grundsätzen ich künftig leben will.
- Ich schreibe auf, welche Verhaltensregeln mir mein Glaube nahelegt und befolge sie dann.
- Ich begründe mir täglich, weshalb ich unmöglich erkennen kann, was für alle »gut« oder »wahr« oder allgemein »richtig« ist – auch was Glaubensfragen angeht.
- Ich erstelle Pläne/Etappenziele für meine wichtigsten Lebensziele und beginne dann damit, sie umzusetzen.
- Ich überlege, woran ich Spaß habe und erstelle ein »Spaß- und Lebensfreude-Programm«.

- Jeden Abend erstelle ich einen Tagesplan für den nächsten Tag, in dem 50 Prozent der Zeit für Inhalte aus meinem »Spaß- und Lebensfreude-Programm« verplant sind. Diesen Plan setze ich am nächsten Tag um.
- Ich entscheide, was nach meinem Tod mit meinem Körper geschehen soll.
- Ich beende alle Tätigkeiten, die ich nur ausgeführt habe, um »sicher« vor Fehlverhalten zu sein.

Und jetzt Sie!

Suchen Sie Übungssituationen, die dazu taugen, um darin Ihr neues Gefahrenkonzept, Ihr B^{neu}, zu trainieren. Achten Sie dabei darauf, dass alle Aufgaben den beschriebenen Anforderungen entsprechen.

6.2.3 Übungsleitern erstellen

Wir haben schon verstanden, wozu es wichtig ist, unsere Übungen nach ihrer Schwierigkeit zu sortieren, bevor wir uns darauf stürzen. Denn das ist genau so, wie mit dem Ins-Wasser-Springen: Wer gerade erst schwimmen gelernt hat und nun ins Wasser hüpfen will, wird normalerweise nicht sofort auf den Zehn-Meter-Turm steigen, um von dort hinunter zu hechten. Man würde wohl zunächst ins Becken steigen und erst später vom Beckenrand, dann vom Einer, Dreier und Fünfer springen, bis man sich irgendwann auch auf den Zehner wagt – falls das denn das Ziel ist. Wäre man gleich dort hinaufgestiegen, ...die meisten hätten wohl sofort kapituliert, denn die Angst wäre zu stark.

Ähnlich ist das bei B^{neu}-Übungen. Auch die empfinden wir in der Regel als unterschiedlich schwer. Um nicht versehentlich gleich mit der schwierigsten zu beginnen, erstellen wir als erstes eine Übungsleiter, d. h. wir ordnen die Aufgaben nach ihrem Schwierigkeitsgrad. Dies gelingt am einfachsten, wenn wir zunächst die leichteste und dann die schwierigste Übung bestimmen. Diese erhalten die Rangplätze 1 und 10. Die nächste Aufgabe ist entweder genauso leicht oder schwer und kommt somit ebenfalls auf Rang 1 oder 10 oder sie liegt irgendwo dazwischen. Alle weiteren Übungen fügen wir nun ein, indem wir sie mit jeder bereits eingeordneten daraufhin vergleichen, ob sie leichter, schwerer oder gleich schwer ist. Auf diese Weise ordnen Sie so viele Übungsbeispiele ein, bis möglichst auf jeder Schwierigkeitsstufe Aufgaben stehen.

(1)---(2)---(3)---(4)---(5)---(6)---(7)---(8)---(9)---(10)

niedrigste Schwierigkeitsstufe höchste

Wir beginnen dann mit den leichteren Übungen. Zunächst stellen wir ein SAE-Modell dazu auf und erarbeiten das B^{neu}. Dieses trainieren wir dann so lange in der Vorstellung, bis wir es darin so gut anwenden können, dass wir an Stelle der alten Todesangst nun mit unserem Zielgefühl und Zielverhalten reagieren. Erst danach trainieren wir diese Aufgabe auch »live« im Alltag.

Anschließend begeben wir uns auf die nächste Schwierigkeitsstufe und üben dort auf allen drei Übungsebenen, bis wir auch hier auf die erstrebte Art und Weise denken, fühlen und handeln. So arbeiten wir uns dann schrittweise auf der Übungsleiter empor, bis wir auch die letzten angestrebten Schwierigkeitsgrade erfolgreich bewältigen.

Wie man eine eigene Übungsleiter erstellt, wird im **AB 9** zusammengefasst.

Wie auf dem Sprungturm gilt auch bei unserer Übungsleiter die Regel, dass man besser mit den schwierigen Aufgaben umgehen kann, wenn man zuvor die leichteren erfolgreich gemeistert hat. Dies liegt unter anderem daran, weil unser Selbstvertrauen durch die Übungserfolge stetig steigt. Und wenn wir erst einmal ohne besondere Angst die Schwierigkeitsstufe fünf erfolgreich gelöst haben, ist es bis zur Stufe sechs nur noch ein relativ kleiner Schritt.

Betrachten wir, wie solche Übungsleitern in der Praxis aussehen.

6.2.4 Beispiele für Übungsleitern

Herr Herzog erstellt seine Übungsleiter

Herr Herzog hat seine Übungen in folgende Schwierigkeits-Rangreihe gebracht:

(1) Ich überlege, was ich am Schlimmsten daran fände, wenn ich *jetzt* tot umfalle.
(2) Ich schreibe meine Lebensziele auf und sortiere sie nach Wichtigkeit.
(3) Ich gehe 10 Minuten in die Sauna.
(4) Ich erstelle Pläne/Etappenziele für meine wichtigsten Lebensziele und beginne dann damit, sie umzusetzen.
(5) Ich mache zehn Liegestütze – oder anfangs so viele, wie ich schaffe.
(6) Ich laufe möglichst schnell drei Stockwerke hoch.
(7) Ich gehe nur noch einmal jährlich zum Check-up/zur Vorsorgeuntersuchung.
(8) Ich jogge jeden zweiten Tag so lange, bis ich aus der Puste bin und marschiere dann zurück.
(9) Ich verschenke meine Blutdruck-Messgeräte.
(10) Ich mache Urlaub in einer Gegend, in der es keine Krankenhäuser/Stroke Units gibt.

Und jetzt Sie!

Erstellen Sie Ihre eigene Übungsleiter. Schreiben Sie dazu Ihre Übungssituationen auf kleine Zettel und sortieren Sie sie in eine Schwierigkeits-Rangfolge.

»Huch, und das soll ich nun alles machen!?«
Nur keine Panik! Die meisten erschrecken, wenn sie auf ihre Übungsleiter blicken, besonders, wenn sie daran denken, die Übungen auf den oberen Stufen auch tatsächlich durchzuführen. Aber auf unserer Übungsleiter stehen ja auch Aufgaben mit relativ leichten Schwierigkeitsgraden. Die schwierigen sollten wir aber von Anfang an mit dazu nehmen, um die unterschiedliche relative Schwierigkeit zwischen den einzelnen Stufen besser erkennen zu können und um die Reihenfolge zu wahren. Es steht jedem frei zu entscheiden, wie weit er sich auf seiner Übungsleiter emporarbeitet und wie viel er an seinem Problem verändern will. Niemand *muss* bis zur Stufe 10 vorankommen.

Immer mit der Ruhe! Wir stellten schon fest, dass Übungen auf hoher Schwierigkeitsstufe oft viel bedrohlicher wirken, wenn man sie »von ganz unten« betrachtet. Wer sich bis zur Stufe 5, 6, 7 oder 8 emporgearbeitet hat, sieht die Angelegenheit dann aus anderer Perspektive und als lange nicht mehr so bedrohlich wie jemand, der noch auf Stufe 1 übt.

6.3 Das innere Drehbuch und Üben in der Vorstellung

»Können Sie bitte im Entengang eine Runde im Stadion drehen?« Oder:

»Klettern Sie dem Eichhörnchen auf der 18 Meter hohen Tanne hinterher und erklären Sie ihm, dass dort keine Nüsse wachsen.«

Wie haben Sie reagiert, als Sie beide Sätze gelesen haben? Vermutlich haben Sie das Vorgehen erst einmal vor Ihrem geistigen Auge ablaufen lassen, das heißt, Sie haben sich eine Vorstellung davon gemacht.

Angenommen, Sie wären theoretisch in der Lage, beide Aufgaben durchzuführen, so würde es Ihnen praktisch doch nur dann gelingen, wenn Sie sich zuvor den jeweiligen Ablauf genau vorstellen. Denn auch Sie können sich allenfalls so verhalten, wie Sie es sich vorzustellen in der Lage sind. Haben Sie keine Idee dazu, wie so etwas gehen soll, haben Sie keine Chance.

Gleiches gilt auch für Ihre neu aufgestellten Übungssituationen. Auch die können Sie nur dann erfolgreich durchführen, wenn Sie dazu vorher einen zielführenden Handlungsablauf aufgestellt haben. Das, was Sie dann für sich geschaffen haben, ist Ihr *Drehbuch* für die jeweilige Aufgabe.

Drehbücher erstellen

Drehbücher dienen, wie im Theater, dazu, jederzeit genau zu wissen, was man zu einem bestimmten Zeitpunkt machen soll. Für die gewählte Übungssituation heißt das, man führt sich darin genau vor Augen, was man dabei denken und wie man sich verhalten will. Ersteres haben wir bereits parat: das B^{neu}. Denn alle Übungen haben ja nur diesen einen Zweck: das neue Gefahrenkonzept zu trainieren und zu verinnerlichen.

Komplette Drehbücher schreiben! Wenn wir die Drehbücher für unsere Übungssituationen aufstellen, achten wir darauf, dass wir sie auch bis zum erfolgreichen Ende schreiben. Wir stellen uns dabei also auch vor, wie wir uns nach der Übung angemessener fühlen und verhalten.

So überlegt sich beispielsweise Herr Herzog nicht nur genau, in welche Sauna er geht und wie groß und wie voll die für die gewählte Schwierigkeitsstufe sein soll, sondern er plant auch, was er während der kompletten Übung denken und wie er sich verhalten will – bis hin zum erfolgreichen »Abgang« aus der Übung. Erfolgreich ist diese, wenn es ihm gelingt, darin sein B^{neu} zu denken, und das auch noch nach dem Üben. Wer eine Aufgabe durchführt, »um sie zu machen«, dabei aber das alte, unangemessene Gefahrenkonzept und dessen Todesangst im Gefolge wiederbelebt, absolviert lediglich eine »Augen-zu-und-durch«-Übung, deren Konsequenzen eher vor weiterem Üben zurückschrecken lassen. Manche meinen dann vielleicht, *glücklicherweise* noch einmal ohne großen Schaden davongekommen zu sein und beschließen, das *nie wieder* zu machen. Oder sie denken: »Hurra, die Übung ist abgehakt!« Aber das wäre ein folgenschwerer Irrtum, denn sie haben es ja noch gar nicht geschafft, ihr neues Gefahrenkonzept anzuwenden und sich dadurch die alte Gefühlsreaktion zu ersparen.

Nur das B^{neu} zählt! Eine Übung, in der man zwar das angestrebte Verhalten zeigt, das B^{neu} aber nicht anwendet, ist nicht erfolgreich. Denn es geht bei allem doch ausschließlich darum, das B^{neu} zu trainieren und glauben zu lernen. Und das wäre dann ja gar nicht erst zum Zuge gekommen. Daher merken wir uns:

Fazit

Das Handeln wird durch das innere Drehbuch bestimmt: Man kann sich allenfalls so verhalten, wie man es sich vorzustellen vermag. Wer sich das Vorgehen nicht vorstellen kann, kann es auch nicht ausführen.

Wir erstellen vor dem Üben ein Drehbuch, das das Vorgehen vom Anfang bis zum Ende der Übung beschreibt und dabei das B^{neu} einbezieht. Im Drehbuch erreichen wir das erwünschte Zielgefühl und Zielverhalten.

Vorstellungsübungen durchführen

Haben wir eine Übung von unserer Übungsleiter ausgesucht und dazu ein SAE-Modell und ein zielführendes Drehbuch erstellt, trainieren wir dieses mehrfach in der Vorstellung. Dabei gehen wir folgendermaßen vor:

- Wir suchen uns einen ruhigen Ort, an dem wir ungestört sind und entspannen können, um uns dann gedanklich in die ausgewählte Übungssituation zu versetzen. Dann beginnen wir, unser neues Drehbuch in Gedanken so anzuwenden, wie wir es uns zuvor ausgedacht haben.
- Stoßen wir während dieser Vorstellung auf alte unangemessene Gedanken oder das damit verbundene Gefühl, unterbrechen wir unsere Gedanken sofort per *Gedankenstopp*, indem wir (innerlich) laut rufen »Halt! Stopp!«, um daraufhin das B^{neu} zu wiederholen. Erst danach nehmen wir die Vorstellung an der unterbrochenen Stelle wieder auf.
- Den Gedankenstopp legen wir immer dann ein, sobald wir während des Übens das alte, unangemessene Gefahrenkonzept bemerken oder dadurch erzeugte Todesangst spüren.

Eine Vorstellungsübung ist dann erfolgreich, wenn wir ohne die alten unangemessenen Denkmuster und ohne das damit verbundene Gefühl zu dem Ergebnis gelangen, dass wir vorher in unserem Drehbuch festgelegt und beschrieben haben. Wir trainieren das neue, angestrebte Denken und Verhalten daher so lange in der Vorstellung, bis wir beides zu unserer Zufriedenheit meistern.

Achtung: Vorstellungsübungen führen wir deswegen durch, weil sie Lerneffekte bewirken, zu neuen Lernerfahrungen führen und wir dadurch das neue Gefahrenkonzept verinnerlichen. Das gilt leider auch für ungünstige Drehbücher. Deshalb ist es wichtig, zuvor zu prüfen, dass das B^{neu} und das verwendete Drehbuch für die angestrebten Ziele angemessen sind. Daher beachten wir folgendes:

Wir machen keine Vorstellungsübung,

- bevor wir unser B^{neu} erarbeitet, geprüft und auswendig gelernt haben.
- solange wir nicht fest von der neu erarbeiteten Sichtweise überzeugt sind, um nicht ungewollt alte unangemessene Denkmuster weiter zu verstärken.
- bevor wir ein zielführendes Drehbuch erstellt haben.

Für unser Übungsprogramm heißt dies:

Fazit

Wir trainieren das neue Gefahrenkonzept so lange in der Vorstellung, bis wir die Aufgabe zu unserer Zufriedenheit meistern. Erst danach führen wir sie auch tatsächlich »live« aus.

Wie man Drehbücher erstellt und Vorstellungsübungen durchführt, wird im **AB 10** zusammengefasst.

Betrachten wir nun an einem Beispiel, wie Herr Herzog eine seiner Übungen in der Vorstellung durchführt.

Beispiel • Herr Herzog macht eine Vorstellungsübung

Herr Herzog übt seine Aufgabe »Ich gehe 10 Minuten in die Sauna« in der Vorstellung. Dazu sucht er einen Ort auf, an dem er die nächste Zeit ungestört ist. Er setzt sich, schließt die Augen und erinnert sich an sein B^{neu}: »Keine Ahnung, weshalb mein Herz stärker klopft. Ich kann darauf vertrauen, dass mein Körper »weiß«, was er tut und was die Spezialisten sagen: Mein Herz und mein Kreislauf sind okay. Ich sehe keinen Grund, weshalb dies ein Indiz für einen Infarkt ist. Ich möchte zwar jetzt nicht sterben, aber das ist Schicksal, darauf habe ich keinen Einfluss. Keine Ahnung wann ich woran sterbe. Bis dahin nutze ich meine Zeit und verfolge meine Ziele.«

Dann beginnt er mit seinem Drehbuch: »Ich betrete die Sauna im Sport-Center. Es sind bereits sechs Personen dort. Ich will mich in die Mitte der zweiten Stufe setzen.«… HALT! STOPP! … Herr Herzog bemerkt, wie er bei dieser Vorstellung nervös wird. Er macht einen Gedankenstopp und wiederholt innerlich sein B^{neu}: …Dann fährt er mit der Vorstellungsübung fort: »Ich breite das Handtuch aus und setze mich darauf. Es ist sehr heiß und schwül.« … HALT! STOPP! … Herzog bemerkt wieder einen Erregungsanstieg, legt erneut einen Gedankenstopp ein und rekapituliert sein B^{neu}. … Als er wieder ruhig ist, wiederholt er diesen Part seiner Vorstellungsübung und fährt dann fort: »Ich schwitze so sehr, dass es von meiner Haut perlt. Hinterher habe ich bestimmt keine verstopfte Pore mehr. …Hoffentlich macht mein Kreislauf das mit!«… HALT! STOPP! … Herzog bemerkt sein altes Gefahrenkonzept, legt einen Gedankenstopp ein und wiederholt mehrfach sein B^{neu}. …Als er sich wieder beruhigt hat, spult er sein Drehbuch weiter ab: »Jetzt habe ich die Hälfte der Zeit um. Ich schwitze bereits wie eine Sau. Hoffentlich halte ich das durch.« … HALT! STOPP! … Erneut bemerkt er sein altes Konzept, legt einen Gedankenstopp ein, wiederholt mehrfach sein B^{neu} und macht dann mit der Vorstellung weiter: »Ich lege mich jetzt aufs Handtuch und schließe die Augen. Ich spüre mein Herz schlagen. Ob das so normal ist?« … HALT! STOPP! … Herzog bemerkt sein altes Gefahrenkonzept, legt einen Gedankenstopp ein, wiederholt mehrfach sein B^{neu} und spult sein Drehbuch weiter ab: »Ich liege auf dem Handtuch und schwitze. Meine Zeit ist gleich um. Die letzte Minute schaffe ich auch noch. Dann richte ich mich langsam auf, stehe auf und verlasse die Sauna.«

Und jetzt Sie!

Üben Sie jeden Tag Ihr Drehbuch und ihr B^{neu} für die jeweils gewählte Aufgabe von Ihrer Übungsleiter so lange, bis es »sitzt«.

6.4 Neue Selbstkonzepte im Alltag trainieren

Wenn wir unser neues Gefahrenkonzept »live« üben, haben wir vorher zur gewählten Aufgabe bereits ein SAE-Modell erstellt, unsinnige Denkweisen im alten Gefahrenkonzept überzeugend widerlegt, neue zielführende erarbeitet und anschließend die Übung mithilfe des Drehbuchs mehrfach in der Vorstellung trainiert. Wir sind also schon sehr gut vorbereitet, wenn wir jetzt auch real im Alltag trainieren. Doch bevor wir damit beginnen, suchen wir uns möglichst noch Unterstützung durch einen »Kontrolleur«.

Der Kontrolleur

Das ist eine Person, die unser Handwerkszeug, das SAE-Modell und unser B^{neu} kennt und die mit uns die ausgewählte Übungssituation aufsucht. Das könnte beispielsweise ein guter Freund, der Partner oder ein Mitglied der Therapiegruppe sein.

Der Kontrolleur begleitet uns beim Üben, ohne von außen erkennbar dazuzugehören. Er beobachtet uns unauffällig aus der Distanz und hat folgende Aufgaben:

- Er dient als *Rettungsanker*: Wir wissen, dass jemand da ist, an den wir uns wenden können, wenn wir uns einmal nicht vom alten Gefahrenkonzept befreien können und in die damit verbundene Todesangst geraten.
- Er hilft meist schon allein durch seine Anwesenheit, den *inneren Schweinehund* zu überwinden, die nötige Selbstüberwindung aufzubringen und nicht zu kneifen.
- Er dient als *Spiegel*: Da wir uns in den Übungen schlecht selbst beobachten können, wird er uns rückmelden, wie er unser Übungsverhalten beurteilt, wie wir auf ihn wirkten, welche Verhaltensweisen er als zielführend einschätzt und welche nicht.

Vorgehen beim B^{neu}-Üben »live« im Alltag

Um unser neues Gefahrenkonzept anhand einer Übungsaufgabe »live« zu trainieren, gehen wir folgendermaßen vor (s.a. **AB 11**):

(1) **Sorgfältiges Vorbereiten des »Live«-Übens.** Damit wir keine unnötige Frustration produzieren, indem wir unbewusst das unangemessene alte Gefahrenkonzept wiederholen und es damit weiter verstärken, beachten wir:
   - Wir machen keine »Live«-Übung, ohne vorher ein zielführendes B^{neu} erarbeitet und auswendig gelernt zu haben.
   - Wir machen keine »Live«-Übung, ohne vorher ein zielführendes Drehbuch erstellt zu haben.
   - Wir machen »Live«-Übungen erst, nachdem wir diese Aufgabe in der Vorstellung erfolgreich bewältigen.

(2) **Konkretes Planen und gezieltes Herangehen.** Wir selbst bestimmen und planen, *wann* genau wir *welche* Übung *wo* und *wie* durchführen. Dann stimmen wir den Termin mit unserem Kontrolleur ab und weihen ihn oder sie in den geplanten Übungsablauf, unser Drehbuch, unser B^{neu} und unser Übungsziel ein. Anschließend suchen wir die Situation genau so auf, wie wir es geplant haben.

(3) **Das Drehbuch beachten.** Wir beginnen die Übung exakt so, wie es im Drehbuch steht. Auch im weiteren Übungsverlauf folgen wir genau dieser selbst gesetzten Vorgabe und verändern sie nicht spontan.

(4) **Notfalls Gedankenstopps einlegen.** Bemerken wir, dass wir in das alte Gefahrenkonzept verfallen oder in Todesangst geraten, legen wir sofort einen Gedankenstopp ein. Wir wiederholen dann das B^{neu} so lange, bis es wieder sitzt und führen erst dann die Übung weiter.

(5) **Zeit zum Nachdenken nehmen.** Immer mit der Ruhe! Wir nehmen uns so viel Zeit fürs Üben, wie wir brauchen, um es wie geplant zu beenden. Dazu legen wir so viele Gedankenstopps ein wie notwendig und wir wiederholen das B^{neu} so oft wie nötig. Wir führen uns während des Übens ständig vor Augen, *was* wir *weshalb* machen und kontrollieren fortwährend, ob wir noch so denken und handeln, wie es im Drehbuch steht.

(6) **Die Übung zu Ende führen.** Wir versuchen, die Übung bis zum Drehbuchende durchzuführen. Verlieren wir unseren roten Faden oder stellen wir fest, dass wir ein ungünstiges Drehbuch geschrieben haben, brechen wir das Üben ab. In solchen Fällen erstellen wir dann zu Hause ein zielführendes Drehbuch, lernen es auswendig und machen einen neuen Anlauf.

(7) **Nachbereiten und Bewerten der Übung.** Ebenso wichtig wie das sorgfältige Vorbereiten von »Live«-Übungen ist ihr anschließendes Bewerten:
- Ist es mir gelungen, mein vorbereitetes Drehbuch und mein B^{neu} anzuwenden?
- Konnte ich damit die alte Gefühlsreaktion vermeiden oder muss ich diese Übung noch einmal machen?
- Ist mir die Übung gelungen, prüfe ich, ob ich mich schon dafür gelobt habe.

Hierzu ein Hinweis für diejenigen, die so etwas noch nicht gelernt haben:
Eigenlob stinkt nicht. Erwarten wir besser nicht, dass andere uns für unsere Fortschritte loben, denn für die wenigsten gibt es einen Grund zur Freude, wenn *wir* durch erfolgreiche Arbeit ein unsinniges Gefahrenkonzept abbauen. Wir müssen schon lernen, uns innerlich selbst auf die Schulter zu klopfen, wenn wir etwas erreichen, das den eigenen Zielen dient.

Nicht nur, dass Eigenlob nicht stinkt. Im Gegenteil: Es ist eine notwendige Voraussetzung dafür, um mit sich selbst zufrieden zu sein, um unabhängig von der Meinung anderer und selbstsicher zu werden.

Vergessen wir also nicht, uns nach erfolgreichem Üben stets selbst dafür zu loben, dass wir uns dazu überwunden haben.

Fazit

Übungen sind erfolgreich, wenn wir uns überwinden, sie durchzuführen und dabei das neue Gefahrenkonzept trainieren. Das ist ein Eigenlob wert!

Der Erfolg hängt nicht von der Reaktion der Umwelt ab, denn wie die reagiert, steht nicht in unserer Macht. Nur vermiedene Aufgaben oder »Augen-zu-und-durch«-Übungen sind Misserfolge im Sinne unseres Ziels.

Betrachten wir abschließend an einem Beispiel, wie eine »Live«-Übung durchgeführt wird.

Beispiel • Frau Reinlich macht eine »Live«-Übung

Frau Reinlich ist jetzt so weit: Sie hat ihre Übung »Ich packe den Einkauf aus und verstaue ihn, ohne ihn abzuwischen« inzwischen so erfolgreich in der Vorstellung geübt, dass sie sie nun am Samstag auch real umsetzen will. Dazu hat sie ihren Mann gebeten, als Kontrolleur dabei zu sein und insbesondere darauf zu achten, dass sie ihr Drehbuch planmäßig durchführt.

Als Frau Reinlich vom Einkauf zurückkehrt, fordert ihr Mann sie nach dem Begrüßen auf: »Lass doch mal dein B^{neu} hören.«

Frau Reinlich: »Keime und Viren kommen überall vor. Kein Mensch ist steril. Jeder hat Keime, Bakterien und Viren am und im Körper, das ist völlig normal. Mein Immunsystem funktioniert und ich bin nicht sonderlich gefährdet. Es handelt sich um eine ganz normale Alltagsgefahr, die ich nie loswerde. Ich akzeptiere das und sehe keinen Grund, mich damit weiter zu befassen.«

»Ja, das klingt gut,« meint ihr Mann, »dann leg mal los.«

Frau Reinlich stellt die Tasche auf den Tisch. Sie denkt ›Hoffentlich ist die von unten sauber‹, runzelt die Stirn und … macht einen Gedankenstopp. Sie wiederholt ihr B^{neu}. Nachdem sie sich wieder beruhigt hat, beginnt sie, die Lebensmittel auszupacken. Der Broccoli ist in Cellophan verpackt. Als sie ihn so direkt in das Gemüsefach legen will, zögert sie kurz. Sie ekelt sich, als sie daran denkt, wer das womöglich schon alles angefasst hat… HALT! STOPP! … Frau Reinlich bemerkt, wie sie in ihr altes Gefahrenkonzept rutscht, legt einen Gedankenstopp ein, wiederholt mehrfach ihr B^{neu}. Dann spult sie ihr Drehbuch weiter ab: Sie holt den Dosen-Mais heraus und stellt ihn ins Regal. Vorsichtshalber konzentriert sie sich dabei auf ihr B^{neu}. Geschafft. Die Getränke ins Regal zu stellen scheint ihr unproblematisch. Erst als sie die Milch in den Kühlschrank stellen will, zögert sie kurz, um automatisch zu einem Desinfektionstuch zu greifen, als ihr Mann HALT! STOPP! ruft. Sie hält inne und wiederholt mehrfach ihr B^{neu}, bevor sie die Milch in den Kühlschrank stellt. Die Kartoffeln lässt sie im Netz und legt es in die Gemüsebox. Das ging ihr doch schon relativ leicht von der Hand. Aber jetzt kommt sie zum schwierigsten Teil. Sie hat sich heute, ihrem Drehbuch gemäß, dazu durchgerungen, die Steaks vom Schlachter nach Anweisung zuschneiden zu lassen. Er hat sie also angefasst… Als Frau Reinlich die eingewickelten Steaks aus der Tasche holt, spult sie dabei vorsorglich mehrfach ihr B^{neu} ab, während sie auch diese ungewaschen im Kühlschrank verstaut. Fertig. Sie schaut ihren Mann fragend an. Der grient nur und nickt ihr zu.

»Und?« fragt sie ihn. »Das sah schon gut aus,« meint der. »Anfangs warst du noch etwas aufgeregt, aber das hast du dann ja in den Griff gekriegt.«

»Gut, dass du mich am Abwischen gehindert hast,« seufzt Frau Reinlich. »Ich war schon wieder dabei, ohne es zu merken.«

»Na, das hast du ja auch noch hingekriegt« meint ihr Mann. »Und? Bist du zufrieden?«

»Zufrieden wär' zu viel gesagt, dazu war ich noch viel zu aufgeregt. Aber ich bin froh, es gemacht zu haben. Und wenn ich's recht bedenke: Dafür, dass es das erste Mal war, bin ich doch zufrieden.«

Und jetzt Sie!

In den nächsten Monaten üben Sie bitte jeden dritten Tag ihr neues Gefahrenkonzept mit einer Ihrer Übungsleiter-Aufgaben. Bereiten Sie diese mit einem SAE-Modell vor, erstellen Sie darin Ihr B^{neu}, schreiben Sie ein inneres Drehbuch dazu und trainieren Sie es mit Ihrem B^{neu} in der Vorstellung, bis Sie so reagieren, wie Sie es sich vorgenommen haben. Danach führen Sie die Übung auch »live« durch.

Viel Erfolg für die jetzt anstehende Übungsphase!
Sie schaffen das!

»… Aber was, wenn nicht?«

Nun, auch das wäre keine Katastrophe. Es ist manchmal enorm schwer, alte, inzwischen unbewusste Konzepte allein wieder auszugraben und durch sinnvolle neue zu ersetzen.

Auch beim Erstellen der Übungsleiter brauchen manche Unterstützung – und erst recht dabei, sie dann auch mit den unterschiedlichen Übungsarten umzusetzen.

Wer hierbei Hilfe benötigt, wendet sich am besten an einen professionellen Helfer, einen Psychotherapeuten, der mit diesem Vorgehen vertraut ist.

Die psychotherapeutische Methode, die wir hier verwendet haben, ist die *Kognitive Verhaltenstherapie.* Hierbei handelt es sich um ein modernes Therapieverfahren, das nachweislich die besten Ergebnisse und die höchsten Erfolgsprognosen erzielt. Die Kosten für eine Psychotherapie nach dieser Methode übernehmen alle gesetzlichen Krankenkassen.

Falls Sie sich entscheiden, therapeutische Hilfe in Anspruch zu nehmen, um das hier dargestellte Vorgehen zu trainieren, suchen Sie in der Liste der Verhaltenstherapeuten nach einem Vertreter, der die Methoden der Kognitiven Verhaltenstherapie beherrscht. Eine solche Liste finden Sie z. B. auch auf der Webseite https://www.i-v-t.de unter »Therapeut*innen/Coaches«.

Anhang

Hinweise zum Online-Material

Arbeitsblätter (AB 1–11)

Literatur

Bildnachweis

Hinweise zum Online-Material

Übungsblätter zur Unterstützung

AB 1: Gefühlsstern und Zuordnungskategorien
AB 2: Gefühlsstern mit Einteilung in Erregungsniveaus
AB 3: ABC-Modell (Inhalt und Struktur)
AB 4: ABC-Modell (Aufgabenblatt)
AB 5: Emotionen und zu erwartende Inhalte im Bewertungssystem
AB 6: ABCZ-Modell (Aufgabenblatt)
AB 7: Modell zur Selbstanalyse von Emotionen (SAE): Inhalt und Struktur
AB 8: Neu erarbeitete Erkenntnisse glauben lernen
AB 9: Übungsleitern erstellen
AB 10: Drehbücher erstellen und Vorstellungsübungen durchführen
AB 11: Neue Erkenntnisse im Alltag trainieren

Nachstehend sind alle Übungsblätter in verkleinerter Form abgedruckt. Sie sind als Kopie zu verwenden, wenn sie dabei vergrößert werden.

Diese Unterlagen können Sie sich aber auch in Originalgröße ausdrucken. Dazu gehen Sie auf der Webseite **www.beltz.de** auf die Seite des Buches und klicken den Link zu den Materialien an.

AB 1

Gefühlsstern und Zuordnungskategorien

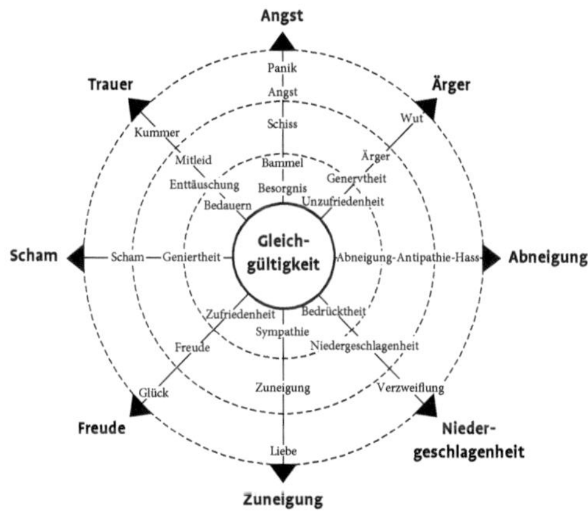

Seelische Gefühle/ Emotionen	**Körperreaktionen**	**Gedanken/ Einschätzungen**	**Körpergefühle**
Freude	Erröten	Unsicherheit	Hunger
Zuneigung	Schwindelgefühl	Misstrauen	Körperschmerz
Gleichgültigkeit	Ohrensausen	Unglaubwürdigkeit	Kälte
Hass	Herzrasen	verhöhnt werden	Durst
Zufriedenheit	Herzstiche	Vertrauen	Druck
Scham	Schwitzen	Einsamkeit	Müdigkeit
Besorgnis	Zittern	Sicherheit	Wärme
Enttäuschung	Atembeschwerden	Verbundenheit	
Angst	Harndrang	Abhängigkeit	
Kummer	Übelkeit	Freiheit	
Niedergeschlagenheit	Kreislaufstörungen	verpflichtet sein	
Trauer	Verstopfung	ohnmächtig sein	
Unzufriedenheit	Kopfschmerzen	ausgeliefert sein	
Panik	Muskelspannung	gemocht werden	
Wut	Erblassen	ausgelacht werden	
Liebe	in Ohnmacht fallen	abgelehnt werden	
Ärger			
Abneigung			

AB 2

Gefühlsstern mit Einteilung in Erregungsniveaus

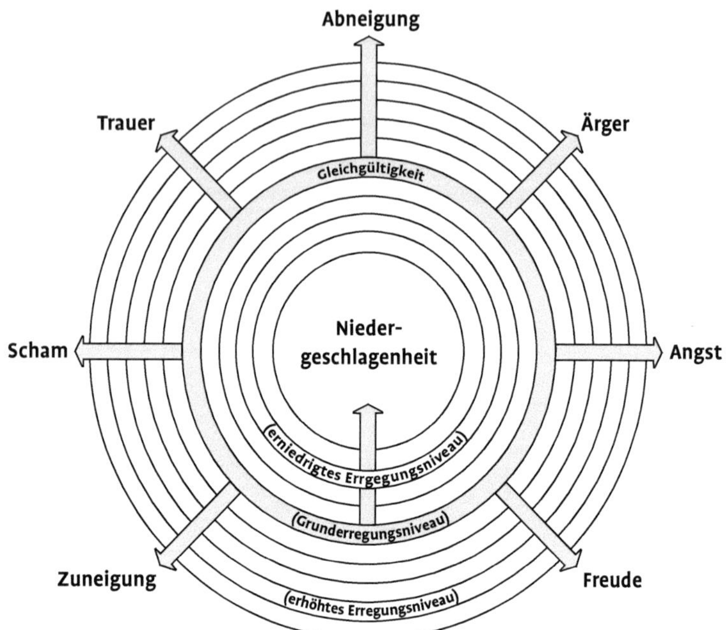

Gefühlsstern mit Einteilung nach dem Erregungsniveau. Der graue Kreis in der Mitte bezeichnet das Grunderregungsniveau, das mit dem »neutralen Gefühl« Gleichgültigkeit einhergeht. Je weiter die Emotionen nach außen auf den Strahlen angesiedelt sind, umso höher ist das sie begleitende Erregungsniveau. Mit wachsender Entfernung vom neutralen Gefühl zum Zentrum hin schwächt es sich ab. Es liegt dann unter dem Normalniveau. Die konzentrischen Kreise stellen diese unterschiedlichen Erregungsniveaus dar.

AB 3

ABC-Modell (Inhalt und Struktur)

	Worum geht's hier?	**Mit welchen Fragen finde ich das heraus?**
A Ausgangssituation	Das »objektive« Beschreiben der Situation.	Was kann jeder Mensch ohne Vorwissen in dieser Situation wahrnehmen und beschreiben?
B Bewertungssystem	Alle bewussten und unbewussten Gedanken zum Zeitpunkt A.	**B1 (persönliche Sichtweise):** Was sehe ich mit meinem Vorwissen, persönlichen Geschmack und meinen Zielen in der Situation? **B2 (Schlussfolgerungen und vermutete Konsequenzen):** Was, glaube ich, hat das für mich zu bedeuten? Welche Konsequenzen hat bzw. hätte das für mich? **B3 (Bewertung):** Wie finde bzw. fände ich das?
C Konsequenzen	Mein Gefühl und mein Verhalten aufgrund der bewerteten Situation A.	**C1 (Gefühl):** Welches Gefühl habe ich nach dem Bewerten der Situation? Spüre ich Körperreaktionen? **C2 (Verhalten):** Was tue ich daraufhin?

AB 4

ABC-Modell (Aufgabenblatt)

A: Ausgangssituation
(Wo bin ich und was geschieht gerade, als ich diese Gedanken/dieses Gefühl habe? Was könnte hier jeder ohne Vorwissen wahrnehmen und beschreiben?«)

....

....

....

B: Bewertungssystem
(1) Meine persönliche Sichtweise in der Situation A (»Was sehe ich mit meinem Vorwissen und meinen persönlichen Zielen und Normen in der Situation A?«)

....

....

....

....

....

(2) Schlussfolgerungen und vermutete persönliche Konsequenzen (»Welche Schlüsse ziehe ich aus meiner persönlichen Sichtweise von A? Welche persönlichen Konsequenzen vermute ich?«)

....

....

(3) Bewertung dieser Schlussfolgerungen und Vermutungen (»Wie finde/fände ich das?«)

....

....

C: Konsequenzen
(1) Gefühlsreaktion (»Welches Gefühl habe ich? Wie stark? Spüre ich körperliche Begleiterscheinungen?«)

....

(2) Verhaltensreaktion (»Was tue ich daraufhin? Wie verhalte ich mich?«)

....

AB 5

Emotionen und zu erwartende Inhalte im Bewertungssystem

Die Rekonstruktion des Bewertungssystems
Kann der Patient seine Emotion Cl in einer konkreten Situation A benennen, ohne sich an die zuvor abgelaufenen Gedanken zu erinnern, dann kann mit Hilfe der B3-Cl-Logik vom bekannten Cl auf das diesem zugrundeliegenden B3 logisch geschlossen werden.

Danach lassen sich, von B3 ausgehend, die dazugehörigen B2 und B 1 erfragen:

B2. Auf B2 kann allerdings nur indirekt logisch zurückgeschlossen werden, denn jede Emotion Cl lässt einen ganz bestimmten kognitiven Inhalt bei B2 erwarten, den man zur Rekonstruktion des Bewertungssystems nutzen kann:

- Bei Freude steht hier der Gewinn, das, was jemand toll findet,
- bei Liebe, was man so gern an jemandem mag,
- bei Trauer der Verlust, das, was man schlimm findet,
- bei Angst müssen bei B2 die Befürchtungen auftauchen, das, was furchtbar wäre,
- bei Ärger eine Normenverletzung, also das, was man für eine Sauerei hält,
- bei Niedergeschlagenheit das, was so aussichtslos ist und bleibt,
- bei Ablehnung das, was man so unsympathisch oder abstoßend findet,
- bei Scham das, was jemand für nicht in Ordnung an sich hält (und meist mit einer Selbstabwertung verbindet).

B1. Bei Bl stehen die persönlichen Vorerfahrungen, das Vorwissen und die überdauernden Lebensphilosophien und Grundsätze, die für die gezogenen Schlussfolgerungen und vermuteten Konsequenzen bei B2 verantwortlich sind. Bl lässt sich daher mit der Antwort auf die Frage erheben »Wie kommen Sie darauf, dass ... (was bei B2 abgeleitet wurde)?«

Nachfolgende Übersicht zeigt für alle Gefühlsdimensionen die entsprechenden B3 und die Fragen, um die (diesen B3 vorangegangenen) B2 und Bl zu ermitteln:

Gefühl	B3	Frage nach B2	Frage nach B1
Freude	toll, schön	Was finde ich toll? Worin besteht der Gewinn?	Wie komme ich darauf?
Ärger	Sauerei, unverschämt	Was finde ich eine Sauerei? Welche Norm wurde verletzt?	Wie komme ich darauf?
Scham	peinlich	Was finde ich peinlich? Gegen welche Norm habe ich verstoßen?	Wie komme ich darauf?
Trauer	schade, schlimm	Was finde ich daran so schlimm? Worin besteht der Verlust?	Wie komme ich darauf?
Niedergeschlagenheit	hoffnungslos und furchtbar	Was finde ich so hoffnungslos und furchtbar?	Wie komme ich darauf?
Sympathie	Der/die ist toll.	Was finde ich an der/dem so toll?	Wie komme ich darauf?
Angst	Das wäre furchtbar/ peinlich.	Was wäre daran so furchtbar? Wie heißen die Befürchtungen?	Wie komme ich darauf?
Ablehnung	Die/ den finde ich ätzend!	Was mag ich an der Person nicht?	Wie komme ich darauf?
Gleichgültigkeit	egal	Was ist mir egal?	Wie komme ich darauf?

AB 6

ABCZ-Modell (Aufgabenblatt)

A: Ausgangssituation
(Wo bin ich und was geschieht gerade, als ich diese Gedanken/dieses Gefühl habe? Was könnte hier jeder ohne Vorwissen wahrnehmen und beschreiben?«)

....

....

B: Bewertungssystem
(1) Meine persönliche Sichtweise in der Situation A (»Was sehe ich mit meinem Vorwissen und meinen persönlichen Zielen und Normen in der Situation A?«)

....

....

....

....

(2) Schlussfolgerungen und vermutete persönliche Konsequenzen (»Welche Schlüsse ziehe ich aus meiner persönlichen Sichtweise von A? Welche persönlichen Konsequenzen vermute ich?«)

....

(3) Bewertung dieser Schlussfolgerungen und Vermutungen (»Wie finde/fände ich das?«)

....

C: Konsequenzen
(1) Gefühlsreaktion (»Welches Gefühl habe ich? Wie stark? Spüre ich körperliche Begleiterscheinungen?«)

....

(2) Verhaltensreaktion (»Was tue ich daraufhin? Wie verhalte ich mich?«)

....

Z: Zielsetzungen
(1) Zielgefühl (»Welches Gefühl finde ich für die Situation A angemessen?«)

....

(2) Zielverhalten (»Welches Verhalten finde ich für die Situation A angemessen?«)

....

Modell zur Selbstanalyse von Emotionen (SAE): Inhalt und Struktur

	Was steht hier?	**Mit welchen Hilfsfragen finde ich das heraus?**
Teil 1: das ABCZ-Modell erstellen		
A Ausgangs-situation	Die »objektive«, sachliche Beschreibung der Situation	Wo bin ich und was geschieht gerade, als ich diese Gedanken/dieses Gefühl habe? Was könnte hier jeder ohne Vorwissen wahrnehmen und beschreiben?
B Bewertungs-system	Alle bewussten und unbewussten Gedanken zum Zeitpunkt A	**B1 (meine persönliche Sichtweise von A):** Was sehe ich mit meinem Vorwissen und meinen persönlichen Zielen und Normen in der Situation A? **B2 (Schlussfolgerungen und vermutete persönliche Konsequenzen):** Welche Schlüsse ziehe ich aus meiner persönlichen Sichtweise von A? Welche persönlichen Konsequenzen vermute ich? **B3 (Bewertung):** Wie finde/fände ich das?
C Konsequenzen	Gefühls- und Verhaltens-konsequenzen aus der Bewertung B3	**C1 (Gefühlskonsequenz):** Welches Gefühl habe ich? Wie stark? Spüre ich körperliche Begleitsymptome? **C2 (Verhaltenskonsequenz):** Was tue ich daraufhin? Wie verhalte ich mich?
Z Zielsetzungen	Gefühls- und Verhaltenszielsetzungen für die Situation A	**Z1 (Zielgefühl):** Welches Gefühl finde ich unter Berücksichtigung meiner Normen und Oberziele in der Situation A angemessen? **Z2 (Zielverhalten):** Welches Verhalten finde ich unter Berücksichtigung meiner Normen und Oberziele in der Situation A angemessen und zielführend?

Modell zur Selbstanalyse von Emotionen (SAE): Inhalt und Struktur

	Was steht hier?	Mit welchen Hilfsfragen finde ich das heraus?
Teil 2: das ABCZ-Modell prüfen		
DA Die Ausgangs-situation A prüfen	Die Ergebnisse der Prüfung von A (anhand der Kriterien für A)	**DA (Die Ausgangssituation prüfen):** Beziehe ich mich auf einen konkreten Zeitpunkt? Habe ich Interpretationen oder Bewertungen vermieden? Ist A sachlich beschrieben? Wie lautet gegebenenfalls mein neues, verbessertes A?
DC Die Konse-quenzen C prüfen	Die Ergebnisse der Prüfung von C (anhand der Kriterien für C)	**DC1 (Die Gefühlskonsequenz prüfen):** Ist ein Gefühl genannt? Falls mehrere genannt sind, entsprechend viele ABCs erstellen! Ist *dies* das Gefühl in der Situation A? Habe ich Interpretationen und Bewertungen vermieden? Gehören die körperlichen Begleitsymptome zu *diesem* Gefühl? Wie lautet gegebenenfalls meine neue, verbesserte Gefühlskonsequenz?
		DC2 (Die Verhaltenskonsequenz prüfen): Ist eine konkrete Verhaltensreaktion genannt? Bezieht sie sich auf A? Wie lautet gegebenenfalls meine neue, verbesserte Verhaltenskonsequenz?
DZ Die Ziel-setzungen Z prüfen	Die Ergebnisse der Prüfung von Z (anhand der Kriterien für Z)	**DZ1 (Das Zielgefühl prüfen):** Ist ein Gefühl genannt? Ist es sinnvoll, realistisch, erreichbar? Bezieht es sich auf den Zeitpunkt A? Habe ich Interpretationen und Bewertungen vermieden? Wie lautet gegebenenfalls mein neues, verbessertes Zielgefühl? **DZ2 (Das Zielverhalten prüfen):** Ist ein konkretes Verhalten beschrieben? Bezieht es sich auf A? Ist es realistisch, erreichbar, sinnvoll? Habe ich Interpretationen und Bewertungen vermieden? Vermute ich irrtümlicherweise neue Fähigkeiten wegen der Gefühlsänderung? Ist es ein Lernziel? Wie lautet gegebenenfalls mein neues, verbessertes Zielverhalten?

Modell zur Selbstanalyse von Emotionen (SAE): Inhalt und Struktur

	Was steht hier?	**Mit welchen Hilfsfragen finde ich das heraus?**
Anforderungen an sinnvolles Denken	Das Denken auf Rationalität und Zielkonformität prüfen	Ich prüfe meine Denkmuster auf Angemessenheit anhand folgender Merkmale: (1) Sind sie realistisch, logisch, normenorientiert? (2) Führen sie zu meinen Zielen?
DB Das Bewertungssystems B prüfen	Die Ergebnisse der Prüfung von B (anhand der Kriterien für funktionales Denken)	**DB1 (die persönliche Sichtweise prüfen):** Beschreibe ich Ereignisse tatsachengetreu? Habe ich meine Normen und Sichtweisen genannt, die zu diesem Problem gehören? Gibt es Beweise für oder gegen meine Sichtweise? **DB2 (die Schlussfolgerungen und vermuteten persönlichen Konsequenzen prüfen):** Sind die Schlussfolgerungen und vermuteten persönlichen Konsequenzen zwingend und logisch? Gibt es auch andere Möglichkeiten? Gibt es Beweise für oder gegen meine Sichtweise? Habe ich die Schlussfolgerungen benannt, die sich auf mein Problem beziehen? **DB3 (die Bewertung prüfen):** Ist sie angemessen? Würdigt sie alle Vor- und Nachteile? Ist es wirklich nicht auszuhalten, furchtbar, schrecklich oder katastrophal, oder ginge das Leben trotzdem weiter?
B^{neu} Neue Zielgedanken (Merksätze)	Die Beschreibung der erarbeiteten, zielkonformen Denkweise	**Neuer Zielgedanke:** Was will ich künftig in so einer Situation A denken lernen? Wird mich dies zu dem angestrebten Zielgefühl und Zielverhalten führen?

Neu erarbeitete Erkenntnisse glauben lernen

Sie haben nun Ihre unangemessenen, krankmachenden Gedanken und Gefühle aufgespürt, die beteiligten Denkmuster geprüft und für unsinnige oder krankmachende haben Sie sinnvollere Alternativen erarbeitet.

Sie befinden sich jetzt auf der Einsichtsebene: Sie wissen bereits, was Sie sinnvollerweise denken sollten, um nicht erneut in unangemessene emotionale Probleme zu geraten. Doch obwohl Sie nun wissen, dass Ihre Gefühle durch subjektives Wahrnehmen, Einschätzen, Schlussfolgern und Bewerten entstehen, dass Sie für Ihr Denken, Fühlen und Verhalten selbst verantwortlich sind, und gesehen haben, wie unangemessene Denk- und Verhaltensmuster zu erkennen und zu verändern sind, ist es oft recht schwer, diese neuen Einsichten auch in eigenes Denken, Fühlen und Handeln umzusetzen.

Nun haben Sie vielleicht die Umsetzung Ihrer neuen Erkenntnisse bereits probiert und mussten dabei – wie die meisten anderen Menschen auch – frustriert feststellen, dass neue Einsichten dem Glauben und besonders dem Können oft weit vorauseilen, dass Sie wieder einmal eine unangemessene Bewertung nicht oder nicht rechtzeitig genug erkannt haben, um sie und die nachfolgenden Gefühlskonsequenzen zu verhindern.

Schade, aber das ist leider ganz normal. Um dadurch nicht unnötig frustriert oder entmutigt zu sein: Glauben Sie bitte nicht, dass sich irgendetwas allein dadurch verändert, weil Sie es gut verstanden haben. Neue Erkenntnisse und Einsichten sind zwar Voraussetzung für eine sinnvolle Veränderung, durch sie allein werden die Probleme aber nicht beseitigt.

Fazit

Einsichten oder Erkenntnisse allein bewirken keine Problemlösung. Dazu müssten sie erst verinnerlicht und im Alltag umgesetzt werden.

Vor Ihnen liegt noch ein weiteres Stück harter Arbeit: Ihre zunächst nur theoretischen, auf Einsicht basierenden Erkenntnisse müssen Sie nun auch noch in der realen Situation glauben lernen. Und um etwas glauben zu lernen, ist es hilfreich, neue Einsichten immer wieder im Alltag zu überprüfen. Bewahrheiten sie sich und stimmen sie mit den Alltagserfahrungen überein, sind wir eher bereit, sie zu glauben, als wenn dies nicht oder nur teilweise der Fall ist. Je häufiger wir uns von ihrer Richtigkeit und Angemessenheit überzeugen, desto eher werden wir neue Denkweisen übernehmen, verinnerlichen und schließlich auch glauben.

Fazit

Einsichten kann man verinnerlichen und glauben lernen, indem man sie durch Übungen im Alltag wiederholt prüft und bestätigt.

Dieser Teil des Veränderungsprozesses ist wohl der lästigste und schwierigste, denn es ist oft mühsam, unangemessene Denk- und Verhaltensmuster durch neue, sinnvolle Alternativen zu ersetzen. Dazu müssen wir lernen umzudenken, alte, verinnerlichte Denkweisen aufzugeben und die neue Art zu denken, zu fühlen und zu handeln, so lange üben, bis wir sie in den entsprechenden Situationen ebenso spontan parat haben wie zuvor die alten, unangemessenen Muster. Wie gesagt: Leider ist das meist sehr mühsam und arbeitsaufwendig. Aber wer nun deswegen lieber auf der Einsichtsebene verharren mochte, wäre so richtig schlecht dran. Er wüsste dann künftig zwar, was er gerade wieder

Neu erarbeitete Erkenntnisse glauben lernen

einmal falsch denkt und wurde erkennen, warum er wieder leidet, hätte aber allein dadurch den alten, unangemessenen Mustern nichts wirkungsvoll entgegenzusetzen.

Die neuen Erkenntnisse führen zwar zum verbesserten Wahrnehmen eigener Denk- und Bewertungsfehler, aber das bedeutet nicht, dass dieser Fortschritt, der für die Veränderung absolut notwendig ist, als besonders positiv empfunden wird. Denn diese Phase des bereits Besser-Wissens, aber noch nicht Könnens, geht häufig mit Frustration über das eigene Unvermögen einher. Und die führt womöglich einige Ungeduldige unversehens zu einem neuen Problem, wenn sie sich nun wegen ihrer selbst erkannten Fehlleistungen abwerten und herunterputzen.

Fazit

Wer es bei neuen Einsichten belässt, sie nicht trainiert und umzusetzen lernt, ist oft frustrierter und unzufriedener mit sich als vorher.

Viele glauben an diesem Punkt, dass eine Verschlechterung ihrer Situation oder ihrer Fähigkeiten eingetreten sei, weil sie nun mithilfe ihrer neuen Erkenntnisse immer häufiger Fehler bei sich erkennen. Sie reagieren dann entsprechend frustriert oder möchten am liebsten aufgeben, weil sie meinen, immer tiefer abzusacken und es wohl nie zu schaffen.

Tatsachlich haben sich ihre Leistungen und Denkgewohnheiten natürlich nicht verschlechtert. Sie haben vielmehr ihre Fähigkeit verbessert, unangemessene Denk- und Verhaltensmuster zu erkennen. Der vermeintliche Rückschritt ist also tatsächlich ein Fortschritt, denn er ist eine notwendige Voraussetzung für den nun möglichen Veränderungsprozess.

Und nun? Es gibt nun verschiedene Möglichkeiten, den neuen Einsichten auf die Sprünge zu helfen, sie nicht nur kennen, sondern auch glauben lernen. Doch bevor wir damit beginnen, müssen wir natürlich erst einmal festlegen, was genau Sie denn eigentlich üben wollen, in welchen Bereichen Ihre problemtypischen Situationen liegen. Dazu werden wir zunächst eine Liste möglicher sinnvoller Übungen erstellen. All diese Übungen verfolgen das Ziel, dass Sie darin Ihr neues Denken und Verhalten trainieren, dass Sie in ihnen beispielhaft lernen, die alten Denkmuster durch Ihre neuen zu ersetzen.Es geht also nicht um die Übung selbst oder darum, neue Verhaltensweisen einzuüben, sondern in erster Linie darum, Ihr B^{neu} an der Realität zu prüfen, um es leichter glauben zu lernen. Je häufiger Sie dies tun, umso eher werden Sie es dann auch in anderen Situationen parat haben, denn Sie werden es mit zunehmender Übung generalisieren.

Dabei werden wir in drei Stufen vorgehen:

(1) Zunächst trainieren Sie Ihre neuen Überzeugungen theoretisch, »auf dem Trockenen«, indem Sie SAE-Modelle für die gefundenen Übungsbeispiele erstellen und dazu sinnvolle Alternativgedanken formulieren.

(2) Danach üben Sie Ihr zielführendes B^{neu} zunächst in der Vorstellung und, wenn Sie das erfolgreich hinbekommen,

(3) trainieren Sie Ihr B^{neu} mit den aufgestellten Übungen schrittweise auch »live« im Alltagsleben.

Übungsleitern erstellen

Um neue Erkenntnisse glauben zu lernen, müssen sie alltagstauglich sein und »funktionieren«. Um Ihre eigenen B^{neu} glauben zu lernen, werden Sie diese nun in problemtypischen Situationen anwenden, dort, wo Sie zuvor mit der alten, unangemessenen Denkweise reagiert haben. Diese Übungen dienen dazu, Ihre alten Denkmuster zu widerlegen und Ihre neuen zu trainieren. Es geht dabei nicht darum, neue Verhaltensweisen einzuüben. Das konkrete Verhalten kann daher für den Alltag völlig unwichtig sein.

Je häufiger Sie Ihr B^{neu} in unterschiedlichen Situationen trainieren und durch Erfahrung bestätigen, desto schneller werden Sie es glauben und auch in anderen problemtypischen Situationen parat haben. Sie werden es generalisieren.

Sinnvolle Übungsaufgaben suchen

Bevor Sie Ihre Übungen zusammenstellen, lassen Sie uns noch zwei allgemeine Anforderungen an solche Aufgaben betrachten:

(1) Übungen sollen gezielt aufzusuchen und auszulösen sein. Sie sollen selbst entscheiden können, wann Sie welche Übungssituation aufsuchen, um sie mit Ihrer selbst gewählten Übungsgeschwindigkeit zu trainieren. Dazu muss das, was Sie üben wollen, natürlich durch Sie selbst auslösbar und steuerbar sein. Es sollte nicht vom Verhalten oder von der Reaktion anderer abhängen.

(2) Übungen schädigen nicht. Übungsaufgaben schädigen niemanden, weder Sie selbst noch die, mit denen Sie üben, und sie sind nicht gefährlicher als das normale Alltagsleben.

Übungsbeispiele sammeln. Sammeln Sie nun für Ihren Problembereich typische Situationen – leichte bis zu den denkbar schwersten, in denen Sie bisher mit den alten Mustern reagiert haben oder reagieren würden. Schreiben Sie diese Situationen einzeln auf kleine Zettel. Achten Sie dabei darauf, dass alle Übungen den oben beschriebenen Anforderungen entsprechen.

Übungen nach Schwierigkeit sortieren. Angenommen, Sie hätten gerade schwimmen gelernt und wollten nun ins Wasser hüpfen. Normalerweise würden Sie nun nicht sofort auf den Zehnmeterturm steigen und hinunterspringen, sondern zunächst vom Beckenrand ins Wasser gleiten, dann vom Einmeter-, Dreimeter- und Fünfmeterbrett springen, bis Sie sich irgendwann, falls das Ihr Ziel ist, auch auf den Zehnmeterturm wagen. Wären Sie gleich dort hinaufgestiegen – Sie hätten wohl kapituliert. Ihre Angst wäre zu stark gewesen. Ähnlich ist das bei den Übungen, die Sie nun ausgesucht haben. Auch die werden Sie unterschiedlich schwer finden. Und um nicht versehentlich sofort mit der schwierigsten zu beginnen und sich damit zu überfordern, erstellen Sie zunächst eine Übungsleiter. Dazu ordnen Sie Ihre Übungsaufgaben nach ihrem Schwierigkeitsgrad und bringen die Zettel mit Ihren Übungen in eine Schwierigkeits-Rangreihe. Dies gelingt am einfachsten, wenn Sie zunächst die leichteste und die denkbar schwierigste Übungssituation bestimmen. Diese erhalten die Plätze 1 und 10. Die Aufgabe auf dem nächsten Zettel ist entweder genauso leicht oder schwer und kommt ebenfalls auf Platz 1 oder 10, oder sie liegt irgendwo dazwischen. Alle weiteren Zettel fügen Sie nun entsprechend ein, nachdem Sie jede mit den bereits eingeordneten Übungen daraufhin vergleichen, ob sie leichter, schwerer oder gleich schwer ist. Auf diese Weise ordnen Sie so viele Übungsbeispiele ein, bis möglichst auf jeder Schwierigkeitsstufe mindestens zwei verschiedene Aufgaben stehen. (Bei mehreren Problemen erstellen Sie bitte für jedes eine eigene Übungsleiter.)

(1)--------(2)--------(3)--------(4)--------(5)--------(6)--------(7)--------(8)--------(9)--------(10)

niedrigste höchste

Schwierigkeitsstufe

Übungsleitern erstellen

Später werden Sie zunächst mit den leichteren Übungen beginnen und sie so lange trainieren, bis Sie dabei das B^{neu} so gut parat haben, dass Sie anstelle der alten Gefühlsturbulenzen nun mit Ihrem Zielgefühl reagieren. Erst danach üben Sie auf der nächsten Schwierigkeitsstufe, bis Sie auch dort auf die erstrebte Art und Weise denken, fühlen und handeln. So arbeiten Sie sich schrittweise auf der Übungsleiter so weit empor, wie Sie möchten. Wie auf dem Sprungturm gilt hierbei die Regel, dass es leichter ist, mit schwierigen Aufgaben umzugehen, wenn zuvor die leichteren zielgerecht und erfolgreich bearbeitet wurden. Dies ist auch deswegen so, weil Ihr Selbstvertrauen durch diese Übungserfolge entsprechend steigt. Wenn jemand erst einmal ohne besondere Angst vom Fünfmeterbrett zu springen gelernt hat, ist es bis zum Zehnmeterturm nur noch halb so weit wie vorher.

Drehbücher erstellen und Vorstellungsübungen durchführen

Nachdem Sie Ihre persönliche Übungsleiter erstellt haben, können Sie nun für die angeführten Situationen SAE-Modelle anfertigen, um Ihre alten Denkmuster herauszuarbeiten, sich mit ihnen gedanklich auseinanderzusetzen und neue, zielführende Alternativen (B^{neu}) zu erstellen.

Im nächsten Schritt geht es darum, diese neu erarbeitete Erkenntnis auch glauben zu lernen, und das können Sie umso leichter, je ausführlicher, logischer und plausibler Sie sich selbst begründen, was an Ihren alten Denkweisen unangemessen, unsinnig oder krankmachend ist, weshalb Sie sie andern sollten, wofür das gut wäre und warum Ihre neue Sichtweise sinnvoll und zielführend ist. Durch diese innere Überzeugungsarbeit werden Ihre alten Denkweisen immer unglaubwürdiger. Erst dann sind Sie normalerweise bereit und offen für neue, alternative Denkweisen, denn kaum jemand gibt ohne Grund, nur mal eben so alte, mehr oder weniger lieb gewonnene Überzeugungen auf. Erst wenn Sie hundertprozentig von Ihrer neuen Sichtweise überzeugt sind, werden Sie bereit sein, dafür Ihre alte Denkweise aufzugeben.

Fazit

Bevor Sie Übungen Ihrer Übungsleiter ausführen, erstellen Sie zunächst dazu SAE-Modelle, erarbeiten dazu zielführende B^{neu} und lernen sie auswendig.

Das Drehbuch

Das eigene Handeln wird durch das Drehbuch bestimmt: Man kann sich allenfalls so verhalten, wie man es sich in der Fantasie vorzustellen vermag. Besitzt man keine Vorstellung von einer Handlung, kann man sie auch nicht durchführen. Bevor Sie Ihre neuen Ziele und Denkmuster mit den Übungen Ihrer Übungsleiter im Alltagsleben ausprobieren und Ihre B^{neu} dort »live« anwenden, sollten Sie dieses Vorhaben daher zunächst in der Vorstellung bis zum erfolgreichen Abschluss durchdenken und vorbereiten, damit Sie nicht plötzlich dastehen wie ein Schauspieler auf der Bühne ohne Drehbuch. Dazu planen und bereiten Sie die eigenen Übungen so gut vor, bis Sie eine klare Vorstellung von ihnen besitzen, bis Sie einen klaren Ablauf, ein inneres Drehbuch vor Augen haben. Sie überlegen sich beispielsweise, wie Sie jemanden ansprechen, welche Worte Sie wählen und worüber Sie reden mochten.

Dabei soll Ihnen Ihr B^{neu} während der gesamten Übung präsent sein, denn sonst hatten Sie ja lediglich eine »Augen-zu-und-durch«-Übung absolviert: Sie hatten die Aufgabe zwar »brav« erledigt, dabei aber leider nur Ihre alten, unangemessenen Gedanken und Gefühle wiederbelebt. Und solche Erfahrungen lassen Sie eher vor weiteren Übungen zurückschrecken.

Selbst wenn Sie dabei das angestrebte Verhalten zeigen, wäre die Übung so nicht erfolgreich, denn es geht ja hierbei einzig darum, die neuen Bewertungen anwenden und glauben zu lernen. Und die sind hier gar nicht erst zum Zuge gekommen. Das gezeigte Verhalten allein werden Sie kaum als Erfolg oder als neue Fähigkeit verbuchen, solange Sie dabei weiter mit Ihrem alten emotionalen Problem reagieren. Im inneren Drehbuch sollten Sie natürlich Ihr angestrebtes Ziel erreichen, denn an Katastrophen oder Misserfolgsdrehbüchern besteht kein weiterer Bedarf.

Fazit

Sobald Sie ein zielführendes inneres Drehbuch für eine Ihrer Übungen von der Übungsleiter erstellt haben, wiederholen Sie es so oft, bis »es sitzt«.

Drehbücher erstellen und Vorstellungsübungen durchführen

Vorstellungsübungen

Sobald Sie ein zielführendes inneres Drehbuch erstellt haben, sollten Sie dies mehrfach in der Vorstellung trainieren. Dabei können Sie folgendermaßen vorgehen:

- Suchen Sie sich einen ruhigen Ort, an dem Sie ungestört sind und entspannen können, um sich dann gedanklich in die beschriebene Situation zu versetzen. Dann versuchen Sie, Ihr neues Drehbuch in Gedanken so anzuwenden, wie Sie es zuvor erstellt haben.
- Falls Sie während dieser Vorstellungsübung auf Ihre alten unangemessenen Gedanken oder das damit verbundene Gefühl stoßen, unterbrechen Sie sofort Ihre Gedanken per Gedankenstopp, indem Sie laut »Halt! Stopp!« rufen, um daraufhin zunächst Ihr B^{neu} zu wiederholen. Erst danach nehmen Sie die Vorstellungsübung an der unterbrochenen Stelle mit der »laut gedachten« Begründung für Ihr B^{neu} wieder auf.
- Dieses Vorgehen wiederholen Sie immer dann, sobald Ihr altes unangemessenes Denkmuster oder das dadurch erzeugte Gefühl in der Vorstellungsübung auftaucht.
- Die Vorstellungsübung ist erst dann erfolgreich beendet, wenn Sie ohne die alten unangemessenen Denkmuster oder das damit verbundene Gefühl zu dem Ergebnis gelangen, das Sie in Ihrem inneren Drehbuch vorher festgelegt und beschrieben haben.

Fazit

Sie trainieren das neue, angestrebte Denken und Verhalten so lange in der Vorstellung, bis Sie dort die Situation oder Aufgabe zu Ihrer Zufriedenheit meistern. Erst danach sollten Sie die Übung auch tatsächlich ausführen.

Neue Erkenntnisse im Alltag trainieren

Bevor Sie Aufgaben Ihrer Übungsleiter »live« durchführen, haben Sie zuvor zu jeder Aufgabe ein SAE-Modell erstellt, unangemessene Denkmuster eindeutig widerlegt, neue, plausible, zielführende Alternativgedanken erarbeitet und anschließend jede Übung anhand Ihres inneren Drehbuchs mehrfach auf der Vorstellungsebene trainiert. Sie sind also schon recht gut vorbereitet, wenn Sie nun darangehen, Ihr inneres Drehbuch auch real im Alltag einzusetzen.

Der Kontrolleur

Es ist sehr hilfreich, wenn Sie für Ihre Übungen einen Kontrolleur gewinnen können, jemanden, der Ihr Handwerkszeug, das ABC- und SAE-Modell und Ihr B^{neu} kennt und mit Ihnen die Übungssituationen aufsucht. Das konnte beispielsweise ein Mitglied der Therapiegruppe, ein guter Freund oder der Partner sein. Dieser Kontrolleur begleitet Sie zu den Übungen, ohne von außen erkennbar dazuzugehören. Er beobachtet Sie unauffällig aus der Distanz und hat folgende Aufgaben:

- Er dient als Rettungsanker: Sie wissen, dass jemand da ist, an den Sie sich wenden können, wenn Sie sich einmal nicht von Ihren alten Bewertungen befreien können und in die damit verbundenen emotionalen Probleme geraten.
- Er hilft meist schon allein durch seine Anwesenheit, leichter den inneren Schweinehund zu überwinden, die nötige Selbstüberwindung aufzubringen und nicht zu kneifen.
- Da Sie sich in den Übungen schlecht selbst beobachten können, dient er als Spiegel: Er soll Ihnen rückmelden, wie er Ihr Übungsverhalten beurteilt, wie Sie auf ihn wirkten, welche Verhaltensweisen er als zielführend einschätzt und welche nicht.

Eigenlob

Erwarten Sie nicht, dass andere Sie für Ihre Fortschritte loben, denn die haben ja meist nichts davon, wenn Sie durch Ihre erfolgreiche Arbeit zum Beispiel an Selbstvertrauen, Durchsetzungsfähigkeit und Selbstsicherheit gewinnen, wenn Sie Ihre Ängste, Niedergeschlagenheit oder Minderwertigkeitsgedanken abbauen.

Sie werden sich daher schon selbst innerlich auf die Schulter klopfen müssen, wenn Sie etwas Zielführendes getan oder erreicht haben. Eigenlob stinkt überhaupt nicht! Im Gegenteil: Es ist eine notwendige Voraussetzung, um mit sich selbst zufrieden zu sein, um unabhängig von der Meinung anderer und selbstsicher zu werden. Vergessen Sie also bitte nicht, sich nach jeder erfolgreichen Übung selbst dafür zu loben, dass Sie sich dazu überwunden haben. Denn die Übungen sind bereits erfolgreich, wenn Sie sich überwinden, sie durchzuführen und das neue Denken trainieren. Und das ist ein Eigenlob wert!

Die neuen Erkenntnisse »live« üben

Um eine Ihrer Aufgaben der Übungsleiter »live« zu üben, gehen Sie folgendermaßen vor:

(1) Sorgfältige Vorbereitung der Übung. Wir stellten ja fest, dass das eigene Denken und Handeln durch bewusste oder unbewusste innere Drehbücher gesteuert wird. Um unnötigen Frustrationserlebnissen vorzubeugen und um nicht erneut Ihre alten, unangemessenen Denkweisen ungewollt zu wiederholen und damit zu verstärken, beachten Sie:

- Keine »Live«-Übung, ohne vorher ein zielführendes B^{neu} erstellt zu haben!
- Keine »Live«-Übung ohne zielführendes Drehbuch!
- Keine »Live«-Übung ohne vorherige, erfolgreiche Vorstellungsübung zu dieser Situation!

Neue Erkenntnisse im Alltag trainieren

(2) Konkrete Übungsplanung und gezieltes Herangehen. Bestimmen und planen Sie, wann genau Sie welche Übung wo durchführen mochten. Stimmen Sie den Termin mit Ihrem Kontrolleur ab und weihen Sie ihn in den geplanten Übungsablauf, Ihr Drehbuch, Ihr B^{neu} und Ihr Übungsziel ein. Suchen Sie dann die Situation so auf, wie Sie es geplant haben.
(3) Das innere Drehbuch abspulen. Die Übung beginnen Sie genau so, wie es Ihr Drehbuch vorsieht. Folgen Sie während des Übens genau dieser selbst gesetzten Vorgabe!
(4) Notfalls Gedankenstopps einlegen. Sollten Sie dabei in Ihre alten, unangemessenen Denkweisen verfallen und in die alten emotionalen Turbulenzen geraten, führen Sie sofort einen Gedankenstopp durch und wiederholen dann Ihr B^{neu}, bis es wieder »sitzt«!
(5) Zeit zur Selbstreflexion nehmen. Nur mit der Ruhe! Nehmen Sie sich die Zeit für Ihre Übung, die Sie brauchen, um sie planmäßig zu Ende zu bringen. Legen Sie so viele Gedankenstopps ein und wiederholen Sie Ihr B^{neu} so oft wie nötig. Machen Sie sich auch während der Übung deutlich, was Sie weshalb wozu machen und kontrollieren Sie ständig, ob Sie noch so denken und handeln, wie es in Ihrem Drehbuch steht.
(6) Übung zu Ende bringen. Versuchen Sie, Ihre Übung bis zum Ende Ihres Drehbuchs durchzuführen. Vermeiden Sie spontane Veränderungen daran oder neue Zielsetzungen und alles, was Sie nicht zuvor gründlich durchdacht haben, um nicht unversehens in den alten Mustern und Gefühlsturbulenzen zu landen.
Sollten Sie Ihren Faden verlieren oder ein ungünstiges Drehbuch geschrieben haben, brechen Sie die Übung ab, erstellen zu Hause ein zielführendes, lernen Sie es auswendig und machen Sie dann einen neuen Anlauf.
(7) Nachbereitung und Bewertung der Übung. Ebenso wichtig wie die gezielte sorgfältige Vorbereitung von »Live«-Übungen durch das Erlernen sinnvoller Alternativgedanken, Drehbücher und Vorstellungsübungen ist deren anschließende ausführliche Bewertung:

- Haben Sie Ihr vorbereitetes inneres Drehbuch angewandt?
- Ist es Ihnen gelungen, Ihre B^{neu} anzuwenden und die alten emotionalen Turbulenzen zu vermeiden, oder müssen Sie sich diese Übung noch einmal vornehmen?
- Falls Ihnen die Übung gelungen ist: Haben Sie sich schon dafür gelobt?

Der Erfolg Ihrer Übung hängt nicht von der Reaktion der Umwelt ab, denn wie die reagiert, steht nicht in Ihrer Macht. Nur vermiedene Aufgaben oder »Augen-zu-und-durch«-Übungen sind Misserfolge im Sinne Ihres Ziels.

Fazit

In den nächsten Wochen üben Sie bitte jeden zweiten Tag eine Aufgabe Ihrer Übungsleiter »live« im Alltag. Wiederholen Sie vor jeder Übung das dazugehörende Drehbuch und B^{neu}!

Literatur

Für Leser, die sich intensiver mit der Möglichkeit beschäftigen möchten, eigenen Denkfallen auf die Schliche zu kommen und damit verbundene emotionale Probleme abzubauen, kann folgendes Buch nützlich sein:

Stavemann, H.H. (2018): Im Gefühlsdschungel – Emotionale Krisen verstehen und bewältigen (3. Aufl.) Weinheim: Beltz.

Dieses Buch beschäftigt sich ausführlich mit dem Entstehen von Gefühlen und emotionalen Problemen und ihren Veränderungsmöglichkeiten. Es beschreibt die verschiedenen »Denkfallen« und deren Auswirkungen auf den Alltag sowie die therapeutischen Werkzeuge zum Problemlösen. Letztere werden an diversen Beispielen demonstriert. Dabei wird auf drei Problembereiche eingegangen: Selbstwertprobleme, Probleme wegen geringer Frustrationstoleranz und existenzielle Probleme.
Der Weg aus dem Gefühlsdschungel wird von A bis Z ausführlich beschrieben.

Wir haben beim Betrachten der langfristigen Auswirkungen von existenziellen Problemen gesehen, dass hierzu häufig auch mangelndes Selbstvertrauen und Selbstwertprobleme gehören. Falls auch Sie darunter leiden, kann folgendes Buch hilfreich sein, das auf den Problembereich der Selbstwertprobleme fokussiert:

Stavemann, H.H. (2020): ... und ständig tickt die Selbstwertbombe. Selbstwertprobleme erkennen und lösen. (2. Aufl.) Weinheim: Beltz.

In diesem Buch wird beschrieben, wie Sie selbst schädliche

Selbstwertkonzepte erkennen und dauerhaft verändern können.
Der Veränderungsprozess wird Schritt für Schritt beschrieben und anhand diverser Fallbeispiele demonstriert. Praktische Übungen leiten zum Umsetzen des Gelernten im eigenen Lebensalltag an und hilft dabei, die eigenen Selbstwertbomben zu entschärfen.

An mehreren Stellen dieses Buchs wird die Notwendigkeit beschrieben und begründet, weshalb sinnvolle (Lebens-)Ziele und Etappenziele unerlässlich für einen realistischen Veränderungsplan sind. Wer Probleme mit seinen Zielen hat, kann hier Hilfe finden:

Stavemann, H.H. (2018): Weitblicker und Zielverfolger. Eigene Lebensziele bestimmen und erfolgreich umsetzen. Weinheim: Beltz.

Dieser anschauliche Ratgeber hilft dabei, mit Weitblick Ihre eigenen Lebensziele herauszufinden und erfolgreich umzusetzen. Er unterstützt Sie dabei, sich konstruktiv mit existenziellen Sinn- und Wertfragen zu beschäftigen, um daraus eigene Ziele und Werte abzuleiten.
Dabei geht es nicht nur darum, Ziele festzulegen, sondern auch darum, sie auf Angemessenheit und auf ihre Konsequenzen zu prüfen; darum, schädliche Ziele zu erkennen und durch sinnvolle zu ersetzen.
Ein Werkzeugkoffer mit diversen Arbeitsblättern hilft, den neuen Kurs zu orten und im Auge zu behalten.

Bestehende Probleme im Umgang mit Frustration können dazu führen, dass man sich den notwendigen Umlernprozess nicht zumuten mag, der zum Abbau eines existenziellen Problems unabdingbar ist. Wer davon betroffen ist, dem kann dieser Titel weiter helfen:

Stavemann, H.H. (2021): Frustkiller & Schweinehundbesieger. Geringe Frustrationstoleranz und Aufschieberitis loswerden (2. Aufl.) Weinheim: Beltz.

Probleme im Umgang mit Frustration können sich als Ärgerstörung zeigen oder als selbstschädigendes Vermeidungsverhalten. Die einen haben eine »kurze Lunte« und platzen leicht vor Wut, die anderen können sich auch dann nicht aufraffen, etwas für ihre Ziele zu tun, wenn heftige Konsequenzen drohen.
Sie erfahren, wie Probleme mit der Frustrationstoleranz entstehen und was sich dagegen unternehmen lässt. Dies wird Schritt für Schritt beschrieben und an diversen Fallbeispielen demonstriert. Praktische Übungen helfen, dies dann auch im eigenen Lebensalltag umzusetzen.

Wir erkannten, dass existenzielle Probleme häufig durch ungünstiges Modell- und Erziehungsverhalten entstehen oder verstärkt werden. Für all diejenigen, die sich mit dem Erziehen von Kindern und Jugendlichen beschäftigen und dabei auf Erziehungsstrategien achten wollen, die das Weiterreichen von existenziellen Problemen unterbinden, dient folgendes Buch:

Stavemann, H.H. & Bergmann, W. (2019): Auf ins Leben! Wie Kinder selbstsicher, motiviert und zuversichtlich werden

Hier erfahren Sie nicht nur, wie Kinder allgemein Lebenskonzepte erlernen, sondern im Speziellen auch, was Sie konkret tun können, um ihnen beim Umgang mit existenziellen Ängsten zur Seite zu stehen und wie Sie Kindern helfen, mutig und zuversichtlich mit alltäglichen Lebensgefahren gelassener umzugehen.

Bildnachweis

S. 49 ROBS - Robert Szecówka
S. 50 ROBS - Robert Szecówka
S. 56 Claudia Styrsky
S. 65 Claudia Styrsky

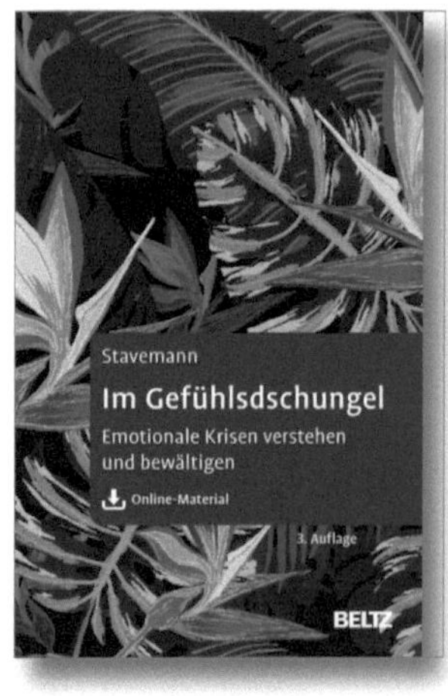
Stavemann
Im Gefühlsdschungel
Emotionale Krisen verstehen und bewältigen
Online-Material
3. Auflage
BELTZ

Mit Weitblick zum Ziel

»Was möchte ich in meinem Leben erreichen? Welche Ziele sind mir wichtig? Und sind das überhaupt die richtigen für mich?« Finden Sie mit Weitblick Ihre persönlichen Lebensziele heraus und setzen Sie sie erfolgreich um.

Dieser anschauliche Ratgeber hilft dabei, sich konstruktiv mit existenziellen Sinnfragen zu beschäftigen, um eigene Werte im Leben zu definieren. Im Anschluss können daraus persönliche Lebensziele abgeleitet werden. Es geht allerdings nicht nur darum, Ziele zu finden, sondern auch schädliche Ziele zu erkennen und auszusortieren. Ein Werkzeugkoffer mit Arbeitsblättern hilft, den neuen Kurs zu orten und nicht mehr aus den Augen zu verlieren. Alle Materialien stehen auch zum Download bereit.

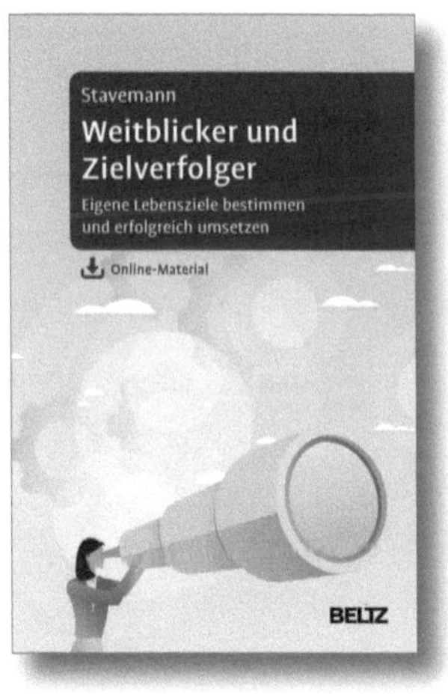

Harlich H. Stavemann
Weitblicker und Zielverfolger
Eigene Lebensziele bestimmen
und erfolgreich umsetzen.
Mit Online-Material
2018. 143 Seiten. Gebunden.
€ 21,95 (D)
ISBN 978-3-621-28492-9
ISBN 978-3-621-28494-3 (EPUB)